AF618920

Ethik in den Biowissenschaften – Sachstandsberichte des DRZE

Im Auftrag des
Deutschen Referenzzentrums für Ethik in den Biowissenschaften

Herausgegeben von
Dieter Sturma und Dirk Lanzerath

www.drze.de

Band 24

Jan-Hendrik Heinrichs | Svenja Caspers
Alfons Schnitzler | Frederike Seitz

Bildgebung in den Neurowissenschaften

Medizinische, rechtliche und ethische Aspekte

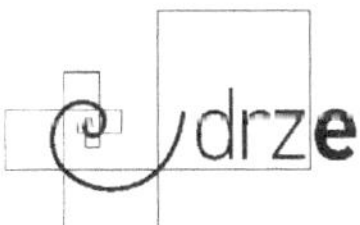

VERLAG KARL ALBER

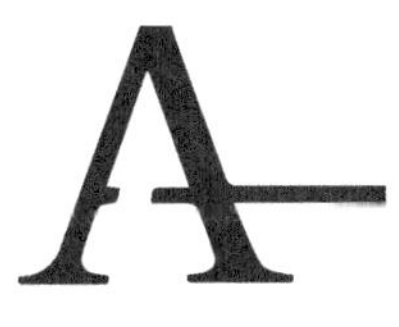

Diese Publikation wird als Vorhaben der Nordrhein-Westfälischen Akademie der Wissenschaften und der Künste im Rahmen des Akademienprogramms von der Bundesrepublik Deutschland und dem Land Nordrhein-Westfalen gefördert.

Redaktion: Laura Summa

Die Deutsche Nationalbibliothek verzeichnet diese Publikation in der Deutschen Nationalbibliografie; detaillierte bibliografische Daten sind im Internet über http://dnb.d-nb.de abrufbar.

1. Auflage 2023

Publiziert von
Verlag Karl Alber – ein Verlag in der Nomos Verlagsgesellschaft mbH & Co. KG
Waldseestraße 3–5 | 76530 Baden-Baden
www.nomos.de

Gesamtherstellung:
Nomos Verlagsgesellschaft mbH & Co. KG
Waldseestraße 3–5 | 76530 Baden-Baden

ISBN (Print): 978-3-495-99790-1
ISBN (ePDF): 978-3-495-99791-8

DOI: https://doi.org/10.5771/9783495997918

Onlineversion
Nomos eLibrary

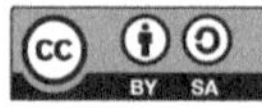

Inhalt

Vorwort

Bildgebende Verfahren in der Medizin ermöglichen einen Blick ins Körperinnere, ohne dass ein Schnitt in die Haut oder das Einführen eines Instruments in den Körper notwendig wären. Diese nicht-invasiven Verfahren helfen Ärzt*innen insbesondere bei der Diagnose einer Erkrankung, der Feststellung des Schweregrads einer Krankheit, der Verlaufskontrolle von erkrankten Personen sowie der präzisen Planung der Heilbehandlung. Viele dieser Verfahren sind schon länger als Untersuchungsformen im medizinischen Alltag fest etabliert. Doch auch die weitergehenden Ansätze der anatomischen und funktionellen Forschung in der Medizin haben erheblich von bildgebenden Verfahren profitiert. Gerade die Forschung am menschlichen Gehirn ist auf diese nicht-invasiven Verfahren angewiesen, wie etwa Magnetresonanztomographie (MRT), Computertomographie (CT) oder Elektroenzephalographie (EEG). So hat die Neurobildgebung in den letzten Dekaden durch experimentelle Untersuchungen unmittelbar am Menschen wesentlich zum Verständnis der Organisation und Funktionsweise des Gehirns beigetragen. Dies betrifft nicht nur Erkenntnisse über funktionelle Störungen oder den Verlauf verschiedener neurodegenerativer oder psychiatrischer Erkrankungen wie etwa Demenz, Morbus Parkinson, Depression oder Schizophrenie. Bildgebende Verfahren helfen auch über den Rahmen der medizinischen Heilbehandlung hinaus, die neuronalen Korrelate von Denk- und Entscheidungsprozessen gesunder Menschen grundsätzlich besser zu verstehen, da sie Muster verschiedener Aktivitäten im Gehirn abbilden und sichtbar machen können. Jedoch sind viele interpretatorische Schritte notwendig, um die so generierten Bilder auch tatsächlich als Korrelate von Denkprozessen im Gehirn zu interpretieren und zu bewerten.

Neben den enormen Chancen und Potenzialen, die bildgebende Verfahren in den Neurowissenschaften auf diese Weise eröffnen, werden durch sie zugleich auch neue normative Herausforderungen erzeugt, die sowohl Gegenstand der rechtlichen als auch der philosophisch-ethischen Reflexion sind. Die Abwägung von Schaden und

Nutzen im Zusammenhang mit der Strahlenbelastung spielen hier genauso eine Rolle wie der Umgang mit möglichen Zufalls- oder Nebenbefunden sowie die Frage, ob sich Denk- und Entscheidungsprozesse an neuralen Korrelaten ablesen oder gar vorhersagen lassen. Nicht zuletzt haben bildgebende Verfahren so zu einer Renaissance der philosophischen Debatte um die Willens- und Handlungsfreiheit beigetragen, aus der heraus auch das Problem der Schuldfähigkeit und die Feststellung der Schuld im Strafrecht neu eingeordnet werden müssen. Aus medizinethischer Sicht ist besonders auffällig, dass bildgebende Verfahren immer frühere Krankheitsdiagnosen oder Prognosen über Krankheitsverläufe ermöglichen, denen oft keine oder keine angemessenen therapeutischen oder präventiven Mittel gegenüberstehen. Hier ist zu erörtern, in welchen kommunikativen Rahmen solche Befunde eingebettet werden müssen, damit die medizinethischen und medizinrechtlichen Prinzipien der Autonomie und des Nichtschadens gleichermaßen gewahrt und das Recht auf Nichtwissen angemessen berücksichtigt werden können. Darüber hinaus stellen sich vermehrt Probleme des Datenschutzes. Dies ist insbesondere dann der Fall, wenn Bilder in Datenbanken längerfristig gespeichert und von dort weiterverarbeitet oder an dritte Parteien weitergegeben werden.

Der *erste Teil* dieses Sachstandsberichts stellt die neueren Methoden der nicht-invasiven Neurobildgebung in systematischer Weise aus *medizinischer* Sicht mit ihren verschiedenen Einsatzmöglichkeiten, aber auch Begrenzungen vor. Daran anschließend werden beispielhaft aktuelle Forschungsfelder und klinische Anwendungsmöglichkeiten aufgezeigt, in denen die aktuellen bildgebenden Verfahren zum Einsatz kommen, um Funktionsweisen und Funktionsstörungen des Gehirns besser zu verstehen. Der *zweite Teil* beleuchtet die *rechtlichen* Fragestellungen, die sich im Rahmen der klinischen Forschung und der medizinischen Heilbehandlung ergeben. Neben den grundsätzlichen Fragen zur Schadensvermeidung und zur Achtung der informationellen Selbstbestimmung in medizinischer Praxis und Forschung werden Problemfelder des Schuldstrafrechts diskutiert. Dazu gehören u.a. der Einsatz von bildgebenden Verfahren bei der Erstellung von Gutachten zur Feststellung der Schuldfähigkeit, die Problematik des Einsatzes von Lügendetektoren mit simultaner Neurobildgebung sowie den Beitrag, den bildgebende Verfahren grundsätzlich zur Diskussion um einen Neurodeterminismus leisten. Im *dritten Teil* wird der Einsatz bildgebender Verfahren in den Neurowissenschaften aus *ethischer* Perspektive erörtert. So wird aufgegriffen, dass Diagnosen zu einer erheblichen Belastung führen können, wenn keine entsprechenden Therapien verfügbar sind. Dies führt in der Medizinethik zu einer Debatte um das Recht auf Nichtwissen. In der Ethik hat sich zudem über die juristische Fachdiskussion hinaus eine eigene Diskussion über die Verwendung von bildgebenden Verfahren im Zusammenhang mit der Strafverfolgung entwickelt, sowie eine Debatte über die Rechtfertigung der Anwendung einfacher Geräte im Alltag, etwa zur Beobachtung des Verhaltens von Verbraucher*innen. Der vorliegende Sachstandsbericht stellt einen interdisziplinären Überblick über die aktuelle Diskussion zum Thema aus medizinischer, rechtlicher und ethischer Perspektive dar.

Dirk Lanzerath

Svenja Caspers, Alfons Schnitzler

I. Bildgebung in den Neurowissenschaften: Medizinische Aspekte

1. Grundlagen der medizinischen Neurobildgebung

Der Wunsch danach, sich ein ›Bild‹ vom Gehirn des Menschen machen zu können, war bereits seit den frühen Anfängen der Forschung zum Aufbau und Verständnis des menschlichen Körpers existent. Beispielsweise versuchte bereits Leonardo da Vinci vor über 500 Jahren durch die Untersuchung der Gehirne Verstorbener zu verstehen, wie das Gehirn aufgebaut und wie es mit dem restlichen Körper verbunden ist, sowie mit diesem kommuniziert. Genau wie Zeitgenossen und spätere Forscher faszinierte ihn zudem die Frage, wie das Gehirn funktioniert. Allerdings blieb diese Frage lange auf reine Verhaltensbeobachtungen beschränkt. Ansätze der sogenannten Phrenologie, d. h. beobachtbares Verhalten oder Charaktereigenschaften anhand von Vorwölbungen am Schädel erklären zu wollen, da diese durch entsprechend vergrößerte Gehirnbereiche verursacht seien[1], führten darüber hinaus zu keinen weitergehenden Erkenntnissen.

Erst die modernen Verfahren der medizinischen Bildgebung ermöglichten einen Blick in das Gehirn, insbesondere in das eines lebenden Menschen. Alle diese Verfahren haben gemeinsam, dass sie sich Unterschiede in den Gewebearten, aus denen das Gehirn zusammengesetzt ist, zunutze machen, um einen Bildkontrast zu ermöglichen. Dies geschieht ähnlich wie im Rest des Körpers durch Strahlung, Magnetfelder oder Ultraschall. Eine Besonderheit stellen solche Verfahren dar, die die durch die Aktivität der Nervenzellen selbst erzeugten, sehr schwachen elektrischen bzw. Magnetfelder nutzen, um daraus auf die Herkunft im Gehirn zurückzurechnen. Dadurch haben letztgenannte Verfahren eine besonders gute zeitli-

[1] Vgl. Walsa 1998.

che Auflösung im Bereich von wenigen Millisekunden, um Aktivitätsunterschiede zu messen, während die erstgenannte Gruppe von Verfahren eine besonders gute räumliche Auflösung aufweist und damit sehr gut geeignet ist, etwas sehr präzise im Gehirn zu lokalisieren. Dies führte zum einen zu einer verbesserten Möglichkeit der medizinischen Diagnostik und Therapieplanung, beispielsweise zur Planung und Durchführung von Operationen am Gehirn eines lebenden Menschen, z. B. bei Gehirntumoren oder der Implantation von Elektroden zur therapeutischen tiefen Hirnstimulation bei Parkinson. Zum anderen eröffneten sich durch neue Verfahren wie die *Magnetresonanztomographie* (MRT), die ohne Röntgenstrahlung arbeitet und damit die Gesundheit nicht durch Strahlung gefährdet, auch neue Forschungsmöglichkeiten zum Verständnis des Aufbaus, der Funktionsweise und der Verschaltung, d. h. der Konnektivität, des Gehirns sowie seiner Beeinflussung durch genetische und umweltbedingte Faktoren.

Der erste Teil des Sachstandsbericht zu den medizinischen Grundlagen soll diese neueren Methoden der nicht-invasiven Gehirnbildgebung mit ihren verschiedenen Einsatzmöglichkeiten, aber auch Begrenzungen in einem ersten Schritt systematisch vorstellen. Daran anschließend sollen in einem zweiten Schritt beispielhaft aktuelle Forschungsfelder und klinische Anwendungsmöglichkeiten aufgezeigt werden, in denen die modernen bildgebenden Verfahren zur Untersuchung des Gehirns zum Einsatz kommen, und über die letzten Jahrzehnte wesentliche neue Erkenntnisse über den Aufbau und die Funktionsweise des gesunden Gehirns, aber auch neue diagnostische Möglichkeiten für die Untersuchung des erkrankten Gehirns erbracht haben.

1.1 Magnetresonanztomographie (MRT)

Die Magnetresonanztomographie (MRT) (auch häufig: Kernspintomographie) ist eines der neuesten Verfahren, das routinemäßig zur Bildgebung des Gehirns genutzt wird. Sie beruht auf der Anwendung von starken Magnetfeldern (im klinischen Alltag üblicherweise mit Magnetfeldstärken von 1,5 bis 3 Tesla), die die Atome in Molekülen von Körpergeweben anregen. Die ersten MRT-Geräte, die zur Bildgebung von Geweben eingesetzt werden konnten, entstanden in den 1970er Jahren. In die klinische Anwendung und Nutzung in der

Forschung kamen die Geräte in den späten 1980er und beginnenden 1990er Jahre. Da nach aktuellem Wissensstand keine langfristigen Schäden durch die Einwirkungen der Magnetfelder auf den Körper bekannt sind, die Bildqualität sehr hoch ist und verschiedenste Möglichkeiten der Untersuchung von Gewebeeigenschaften bestehen (s.u.), lässt sich dadurch die große Verbreitung dieser Technik insbesondere in der neurowissenschaftlichen Forschung zum Verständnis des gesunden Gehirns erklären. Aufgrund des im MRT-Gerät verbauten Magneten ist allerdings der Komfort sowohl hinsichtlich der Enge der sehr langen Röhre, in die Proband*innen oder Patient*innen fast vollständig hineingefahren werden, sowie der sehr lauten Geräusche durch das Ein- und Ausschalten der Wechselmagnetfelder (s. u.) etwas eingeschränkter.

Der Bildkontrast in den so gewonnenen MRT-Bildern des menschlichen Körpers und damit auch des Gehirns beruht auf dem unterschiedlichen Ansprechen der Gewebearten auf die Anregung durch das Magnetfeld. Die unterschiedliche Gewebezusammensetzung der Körpergewebe führt dann zu unterschiedlichen Signalveränderungen im Gewebe, die durch entsprechende Detektoren im MR-Tomographen registriert und durch weitere Verarbeitungsschritte sichtbar gemacht werden können. Dadurch entsteht der Bildkontrast mit der Darstellung der Gewebe in unterschiedlichen Graustufen.

Welches Gewebe wie dargestellt wird, hängt von den Anteilen an Flüssigkeit, Fett oder festeren Gewebebestandteilen ab, oder, im Sinne des MRT ausgedrückt, von seinem Anteil an Atomkernen, die einen sogenannten Eigendrehimpuls und damit eine Art magnetische Eigenschaft haben. Dies sind vor allem die Kerne von Wasserstoffatomen, die überall vorkommen und insbesondere in Wassermolekülen als einem Hauptbestandteil unseres Körpers vorhanden sind. Durch die Anregung durch ein starkes äußeres Magnetfeld, wie es bei der MRT verwendet wird, richten sich diese Wasserstoffatome zunächst entlang der Richtung des äußeren Magnetfeldes aus. Wird das Gewebe dann zusätzlichen magnetischen Wechselfeldern ausgesetzt, werden die zunächst alle in eine Richtung ausgerichteten Wasserstoffatome aus dieser Hauptrichtung abgelenkt. Nach Abschalten der Wechselfelder können sie sich wiederum entlang des Hauptmagnetfeldes ausrichten. Diese Veränderung der Ausrichtung ist messbar, abhängig von der Zusammensetzung der Gewebe und damit für die Gewebedarstellung verantwortlich. Die verschiedenen Anteile der »Erholung« der Wasserstoffatome von ihrer magnetischen Anregung lassen sich in den durchgeführten Messungen unterschiedlich stark gewichten, wodurch entweder eine besonders hohe räumliche Auflösung oder bestimmte Merkmale von Geweben besonders hervorgehoben werden können. Während die hohe Auflösung insbesondere für die bestmögliche Untersuchung der Struktur des Gehirns vorteilhaft ist, kann die Hervorhebung bestimmter Gewebeeigenschaften dabei helfen, pathologische Veränderungen sichtbar zu machen, wie z. B. Tumoren oder Gewebeuntergang infolge mangelnder Durchblutung wie z. B. bei einem Schlaganfall.

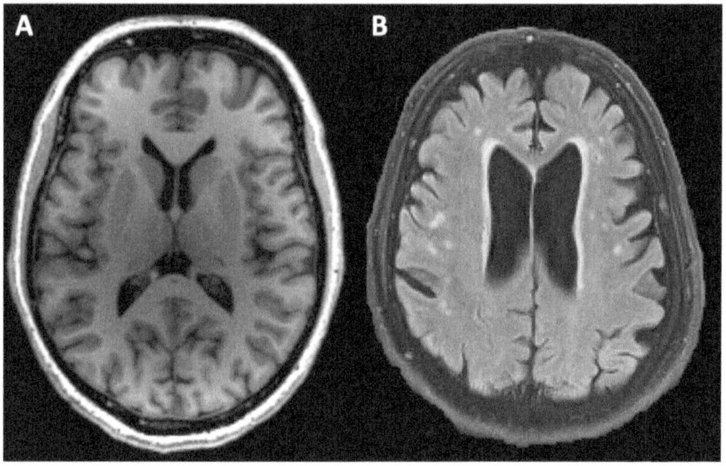

Abbildung 1: Magnetresonanztomographische (MRT) Aufnahmen durch ein menschliches Gehirn in horizontaler Schnittrichtung. (A) T1-gewichtete Aufnahme zur Darstellung der Gehirnstruktur (aus Caspers et al. 2014, Front Aging Neurosci); (B) FLAIR-Aufnahme zur Untersuchung der Läsionen der weißen Substanz (helle runde Stellen sowie längliche Aufhellungen entlang der schwarzen flüssigkeitsgefüllten Hohlräume des Gehirns in der Mitte).

Spezielle Messverfahren erlauben darüber hinaus auch die Untersuchung spezifischer Eigenschaften des Gehirns. Zur Erforschung der Funktionsweise des Gehirns sehr interessant und einen großen Stellenwert hat die so genannte *funktionelle MRT* (fMRT), die sich zwei Besonderheiten zunutze macht: (i) den Verbrauch an Sauerstoff eines aktiven Gewebes und (ii) die dadurch entstehende Änderung der magnetischen Eigenschaften des Blutes. Die Aktivität der Nervenzellen des Gehirns, die die Grundlage für unsere sensorischen, motorischen und kognitiven Fähigkeiten sind, verbraucht Energie und damit Nährstoffe und Sauerstoff. Man kann sich dies vorstellen wie bei körperlicher Aktivität, bei der die Muskeln aktiv sind und ebenfalls Energie benötigen. Wenn bestimmte Bereiche des Gehirns bei einer Aufgabe aktiv sind, entziehen sie dem Blut den Sauerstoff. Diese Änderung im Sauerstoffgehalt führt zu einer Veränderung der magnetischen Eigenschaften des roten Blutfarbstoffs, des Häm, weil das im Häm enthaltene Eisenatom bei vorhandener oder nicht-vorhandener Sauerstoffbeladung unterschiedlich magnetisch wirksam ist. Diese Abhängigkeit von der Oxygenierung des Blutes (*blood-oxygen level dependence; BOLD*) führt zu messbaren Veränderungen im MRT-Signal aktiver Gehirnregionen, die man durch weitere Verarbeitungsschritte sichtbar machen kann. Hierbei werden die Veränderungen des BOLD-Signals über einen gewissen Zeitraum aufgenommen und so auf die Änderungen der Gehirnaktivität rückgeschlossen. Dabei lassen sich grundsätzlich zwei Anwendungsbereiche unterscheiden: (i) das aufgaben-basierte fMRT und (ii) das Ruhe-fMRT. Beim aufgaben-basierten fMRT untersucht man die Aktivität des Gehirns bei der Durchführung einer bestimmten Aufgabe, z.B. beim Schließen der Faust, beim Lesen eines Satzes oder beim Lösen einer Rechenaufgabe. Dafür werden immer nur bestimmte Bereiche des Gehirns benötigt (s.u. Absatz 2.2.1 »Gehirnnetzwerke«), die dann beim Lösen der Aufgabe gemeinsam aktiv sind. Allerdings ist unser Gehirn zu jeder Zeit aktiv, nicht nur wenn eine bestimmte Aufgabe bearbeitet wird. Diese Ruhe-Aktivität ähnelt der Aktivität bei der Durchführung bestimmter Aufgaben. Bei dieser *Resting-State*-Untersuchung lässt die Versuchsperson im MRT einfach die Gedanken kreisen, denkt an nichts Bestimmtes, und es wird gleichzeitig die spontane Veränderung des BOLD-Signals gemessen.

Der Vollständigkeit halber sei hier erwähnt, dass fMRT-Messungen auch mittels quantitativer Perfusionsmessungen, also der Messung der tatsächlichen Durchblutung des Hirngewebes durchgeführt werden können, diese haben in der funktionellen Gehirnbildgebung aber bislang wegen der etwas aufwendigeren Technik eine nicht so breite Anwendung wie das BOLD-fMRT gefunden. In der klinischen Diagnostik zur Untersuchung der Vitalität von Hirngewebe hat es allerdings einen sehr relevanten Stellenwert (s. u.).

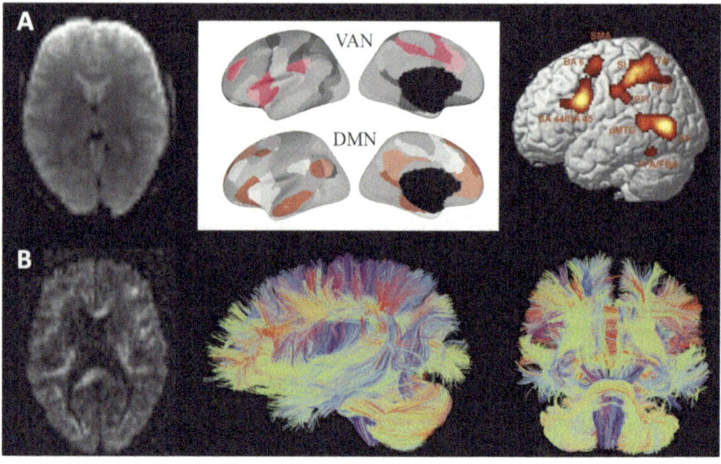

Abbildung 2: Funktionelle (A) und diffusionsgewichtete MRT-Bildgebung (B) zur Untersuchung der Hirnnetzwerke und Konnektivität. (A) Rohbilder aus der funktionellen MRT-Bildgebung (links) und daraus extrahierte Ruhe-Netzwerke des Gehirns (Mitte; farblich hervorgehoben VAN: ventrales Aufmerksamkeitsnetzwerk; DMN: Default-Mode Netzwerk; mit Erlaubnis aus Stumme et al. 2020, NeuroImage) und Ergebnisse einer Meta-Analyse zu Ergebnissen funktioneller Studien zur Beteiligung von Gehirnregionen an der Beobachtung von Bewegungen (rechts; mit Erlaubnis aus Caspers et al. 2010, NeuroImage); (B) Rohbilder aus der diffusionsgewichteten MRT-Bildgebung (links) und daraus rekonstruierte Faserbahnen eines menschlichen Gehirns in der Ansicht von links (Mitte) und von vorne (rechts) (alle Bilde wenn nicht anders angegeben aus Caspers et al. 2014, Front Aging Neurosci).

Im Gegensatz zu den bisher beschriebenen strukturellen und der zuletzt erläuterten funktionellen, dynamischen Untersuchungen, die sich auf die graue Substanz als Sitz der Nervenzellen und deren Aktivität fokussiert, ist in den letzten 10–15 Jahren eine weitere Methode hinzugekommen, die dazu dient die Verläufe der Nervenfasern quer durch das Gehirn sichtbar zu machen. Diese Nervenfasern stellen im Prinzip die Datenautobahnen des Gehirns dar, sie sind die Kabel, über die Informationen zwischen Nervenzellen bzw. ganzen Gehirngebieten ausgetauscht werden. Erst dadurch können verschiedene Gehirngebiete zusammenwirken, um bestimmte Aufgaben auszuführen. Mittels des MRT können größere Nervenfaserbündel rekonstruiert werden, und zwar mit der *diffusionsgewichteten MRT*.

Hierbei macht man sich wiederum eine Eigenschaft von Molekülen zunutze, in diesem Fall das Schwingen der Wassermoleküle an ihrem Platz (Brownsche Bewegung). Stellen Sie sich einen Eimer Wasser vor, in dem ein Wassermolekül mittendrin liegt und sich problemlos ohne Behinderung in alle Richtungen des Raumes bewegen kann. Wenn das Wassermolekül allerdings durch äußere Hindernisse, z. B. durch Stäbe im Wassereimer, daran gehindert wird, wird es sich bevorzugt entlang der Stäbe bewegen, aber nicht dagegen, da hier kein ausreichender Platz mehr vorhanden ist. Somit bekommt das Wassermolekül plötzlich eine bevorzugte Bewegungs- bzw. Diffusionsrichtung. Im Gehirn, das ebenfalls zu großen Teilen aus Wasser besteht, sind die Stäbe die Nervenfasern. Misst man nun also mittels der diffusions-gewichteten MRT die Vorzugsrichtung der Bewegung der Wassermoleküle, kann man daraus die Verläufe der Nervenfaserbündel rekonstruieren.

Die MRT-Bildgebung hat insgesamt eine sehr hohe räumliche Auflösung, im Bereich von wenigen Millimetern beim Gehirn eines lebenden Menschen bis hin zu etwas unter einem Millimeter bei der Untersuchung von post-mortem Gewebe. Allerdings ist dabei zu bedenken, dass die eigentlichen Bausteine des Gehirns, die einzelnen Nervenzellen bzw. Nervenfasern, deren Größe und Durchmesser sich im Bereich weniger Mikrometer bewegt, dadurch nicht direkt untersucht werden können. Innerhalb der Forschung der letzten 10 – 20 Jahre wurde versucht, durch noch höhere Magnetfeldstärken (aktuelle einzelne Geräte weltweit gehen bis 9,4 bzw. 11,7 Tesla) diese Auflösungsbegrenzungen deutlich in den Submillimeterbereich zu verschieben und dadurch die Beantwortung vollkommen neuer Fragestellungen, wie z. B. der Aktivität einzelner Schichten der Hirnrinde (also der Nervenzellschichten der grauen Substanz) zu ermöglichen.

1.2 Computertomographie (CT)

Die *Computertomographie* (CT) ist ein Verfahren, das in der klinischen Diagnostik von insbesondere akuten Veränderungen des Gehirns, beispielsweise infolge einer Blutung oder eines Schlaganfalls, auch heute noch als Goldstandard anzusehen ist. Im Gegensatz zum MRT beruht die CT-Bildgebung auf dem Einsatz von Röntgenstrahlen, was ihren Einsatz im Prinzip auf medizinisch indizierte Untersuchungen beschränkt und sie für Forschungszwecke an gesunden

Proband*innen aufgrund der hohen Strahlenbelastung ungeeignet erscheinen lässt. Das CT wird seit Beginn der 1970er Jahre zur klinischen Diagnostik eingesetzt und hat sich seitdem stets weiterentwickelt. Insbesondere hinsichtlich der Schnelligkeit der Untersuchungen durch die Möglichkeit, viele Schichten des Körpers zeitgleich aufzunehmen, sind die Einsatzmöglichkeiten im Bereich der Akutuntersuchungen deutlich gewachsen.

Ein Bild beim CT entsteht durch die Rekonstruktion vieler einzelner Abschwächungssignale von durch den Körper aus verschiedenen Richtungen hindurch geschickten Röntgenstrahlen. Durch die positionsgenaue Rekonstruktion entsteht dadurch eine Serie von Schnittbildern durch den Körper. Der Bildkontrast entsteht durch die unterschiedliche Zusammensetzung verschiedener Gewebe, die wiederum zu verschieden starker Abschwächung der Röntgenstrahlen führen, z. B. ist Knochengewebe sehr röntgendicht und absorbiert somit viel Strahlung, während beispielsweise Lungengewebe aufgrund des hohen Luftanteils fast keine Strahlung absorbiert. Im Gehirn ist das Gewebe im Hinblick auf die Röntgendichte relativ homogen, was auch den schlechteren Kontrast zwischen den beiden Hauptgewebearten grauer (Nervenzellen) und weißer Substanz (Nervenfasern) erklärt.

Die räumliche Auflösung ist sehr gut, kann aber gerade im Bereich des Gehirns nicht an die Möglichkeiten der MRT-Bildgebung heranreichen. Allerdings führen bereits akute deutliche Veränderungen, wie beispielsweise eine Blutung, zu schnell sichtbaren Veränderungen in der Abschwächung der Röntgenstrahlen, so dass solche Ereignisse sehr schnell, kurz nach dem Beginn des Ereignisses, detektiert werden können. Aufgrund der geringeren Größe der Detektoren bzw. des nicht vorhandenen Magneten ist ein CT-Gerät deutlich angenehmer für Patient*innen oder Proband*innen, da es sich lediglich um einen etwas breiteren Ring, durch den der Körper gefahren wird, handelt und nicht um eine lange Röhre wie beim MRT.

1.3 Magnetenzephalographie (MEG)

Aus dem Repertoire der nicht-invasiven Bildgebungsverfahren des Gehirns haben die *Magnetenzephalographie* (MEG) und die *Elektroenzephalographie* (EEG) als neurophysiologische Untersuchungsverfahren die höchste zeitliche Auflösung und erlauben eine direkte

Registrierung neuronaler Aktivität im Millisekundenbereich. MEG wurde in den späten 1960er Jahren entwickelt, als Magnetfelder aus dem Gehirn erstmals mit einem einzigen Sensor detektiert wurden.[2] Seitdem haben die MEG-Systeme sich technisch deutlich weiterentwickelt und verfügen jetzt routinemäßig über etwa 300 Sensoren, die die gesamte Kopfoberfläche in einer helmförmigen Konstruktion abdecken. Die MEG basiert auf dem physikalischen Prinzip, dass elektrische Ströme von einem orthogonalen magnetischen Feld umgeben sind. Die vom MEG gemessenen Magnetfelder werden überwiegend durch Ionenströme erzeugt, die in aktivierten Nervenzellen entstehen.[3] Im Gegensatz zum EEG sind die MEG-Signale referenzfrei und weitgehend unbeeinflusst von Leitfähigkeitsunterschieden, wodurch ein nahezu unverzerrtes Bild der Hirnaktivität geliefert und die Lokalisation der Generatoren im Gehirn vereinfacht wird. MEG ist hauptsächlich empfindlich gegenüber Magnetfeldern, die in der Großhirnrinde erzeugt werden, aber moderne Ganzkopfsysteme können auch Aktivität in subkortikalen Regionen detektieren. Die Größe der neuronalen Magnetfelder reicht von 10^{-14} Tesla oder kleiner bei evozierten Feldern bis zu etwa 10^{-12} Tesla bei epileptischer Aktivität.[4] Die hochempfindlichen MEG Sensoren basieren auf Aufnehmerspulen, die mit *supraleitenden Interferenzgeräten* (sog. SQUIDs) gekoppelt sind. Die MEG-Sensoren sind in einen thermisch isolierten Tank eingebettet, der mit flüssigem Helium gefüllt ist. Das gesamte Instrument ist in einem magnetisch abgeschirmten Raum untergebracht, der zur Reduktion des umgebenden Magnetfeldrauschens erforderlich ist.[5]

Die hohe zeitliche Auflösung der MEG erlaubt es, auch die schnellsten neuronalen Informationsverarbeitungsprozesse im Gehirn zu verfolgen. Die räumliche Auflösung hängt von der Signalqualität ab. In günstigen Fällen kann sie wenige Millimeter betragen und in ungünstigen Fällen (z. B. subkortikale Aktivität) im Zentimeterbereich liegen.[6] MEG ist technisch anspruchsvoll, aber für die Proband*innen nicht belastend und kann problemlos wiederholt durchgeführt werden.

---

2 Vgl. Cohen 1968.
3 Vgl. Lopes da Silva 2013.
4 Vgl. Hamäläinen et al. 1993; Vgl. Hari and Forss 1999.
5 Vgl. Braeutigam 2013.
6 Vgl. Vrba 2002.

Die gemessenen MEG Signale werden je nach Fragestellung und experimentellen Bedingungen analysiert, wobei für die anatomische Zuordnung eine strukturelle MRT Bildgebung in die Analyse integriert wird. Es existiert eine Fülle verschiedener Analysetechniken, wobei grundlegende Analyseansätze mittlerweile relativ einheitlich in Studien verwendet werden und in letzter Zeit eine zunehmende Standardisierung der Analysen angestrebt wird.[7]

Ereignisbezogene magnetische Hirnaktivität beruht auf wiederholt dargebotenen auditiven, visuellen, taktilen, elektrischen oder anderen Reizen und wird durch Mittelung der Aktivität in Bezug auf das Erscheinen jedes Reizes ausgewertet. Die Amplituden und Latenzen der evozierten Antworten erlauben zeitlich präzise Einblicke in reizabhängige Informationsverarbeitungsprozesse des Gehirns.

Die *MEG-Spektralanalyse* nutzt die hohe zeitliche Auflösung der MEG-Daten, um Hirnrhythmen zu untersuchen. Methoden, die auf Fourier- und Wavelet-Transformationen basieren, werden benutzt, um die zeitliche Modulation frequenzspezifischer Hirnrhythmen zu quantifizieren[8]. Bei Anwendung geeigneter experimenteller Paradigmen ist dies ein vielseitiger und leistungsstarker Ansatz zur Identifizierung oszillatorischer Aktivitätsmuster und Netzwerke, die kognitiven Prozessen zugrunde liegen. Die Analyse oszillatorischer Netzwerkaktivität hat sich als wichtiger Ansatz in der Untersuchung funktioneller Konnektivität im gesunden und erkrankten menschlichen Gehirn erwiesen[9] (siehe auch weiter unten).

Zentraler Bestandteil der meisten MEG Untersuchungen ist die *MEG-Quellenanalyse,* die auf die Identifizierung der neuronalen Generatoren der aufgezeichneten Magnetfelder zielt. Da die MEG keine strukturelle Information liefert, ist hierfür wie oben erwähnt die zusätzliche Aufnahme eines individuellen anatomischen MRT erforderlich, aus dem ein Kopfmodell mit der räumlichen Verteilung der Gewebeleitfähigkeiten berechnet wird. Die Lösung des sogenannten inversen Problems zielt darauf ab, die Orte und Ausrichtungen der Stromquellen im Gehirn zu identifizieren, die das gemessene Magnetfeld erklären. Das klassische Quellenmodell ist das Multi-Dipol-Modell, das das gemessene Magnetfeld mit einer kleinen Anzahl von äquivalenten Stromdipolen zu erklären versucht. In

---

7 Vgl. Hari et al. 2018; Vgl. Gross et al. 2013.

8 Vgl. Cohen 2014.

9 Vgl. Schnitzler and Gross 2005; Vgl. Uhlhaas et al. 2018.

jüngerer Zeit werden oft *verteilte* Quellenmodelle angewandt, die Ströme als Vektorfelder im Gehirn mit einer vordefinierten räumlichen Auflösung beschreiben. Es existieren mehrere Open-Source-Softwarepakete, mit der die MEG-Quellenanalysen durchgeführt werden können.[10] *Beamforming-Ansätze* zur Lösung des inversen Problems schätzen die neuronale Aktivierung in jedem Voxel des Gehirns unabhängig von allen anderen Orten mit Hilfe eines räumlichen Filters.[11]

Eine Hauptstärke der MEG im Vergleich zu anderen Neuroimaging-Methoden liegt in der zeitlich präzisen Identifizierung verschiedener Stadien der Informationsverarbeitung bei einfachen Reiz-Reaktionsparadigmen. Neuere *multivariate Analysemethoden,* die die Zusammenhänge zwischen mehreren Variablen deutlich machen, liefern Einblicke in räumlich-zeitliche Repräsentationen von Reizen und kognitiven Aufgaben. In ähnlicher Weise wird die *multivariate Dekodierung* von MEG Signalen verwendet, um Korrelate der bewussten Wahrnehmung und anderer kognitiver Prozesse zu analysieren. Komplementär zu Dekodierungsansätzen können statistische Abhängigkeiten in MEG Daten unter Verwendung der gegenseitigen Informationstheorie analysiert werden. Diese Entwicklungen in der MEG Forschung zielen auf eine bessere Charakterisierung der Bedeutung weiträumiger neuronaler Aktivierungen und werden auch zur Analyse neuronaler Oszillationen verwendet.[12] Hirnoszillationen bilden eine dynamische funktionelle Struktur, dic die anatomische Struktur unseres Gehirns ergänzt, und eine flexible Steuerung des Informationsflusses innerhalb und zwischen anatomisch begrenzten Netzwerken ermöglicht.[13] Oszillationen und ihre aufgabenabhängigen Modulationen gehen mit einer breiten Palette von kognitiven Funktionen, wie Arbeitsgedächtnis, Aufmerksamkeit, Wahrnehmung und Sprache einher. Pathologisch veränderte Oszillationen sind mit einer Vielzahl neurologischer und psychischer Störungen assoziiert.[14]

Die Analyse von frequenzbandspezifischen Amplituden-Korrelationen in oszillatorischer Hirnaktivität im Ruhezustand bei

---

10 Vgl. Baillet et al. 2011 und Biomag Central (2017): URL. https://www.biomagcentral.org [28.7.2022].

11 Vgl. Barnes et al. 2004.

12 Für eine Übersicht über diese methodischen Entwicklungen vgl. Gross 2019.

13 Vgl. Buzsaki et al. 2013.

14 Vgl. Schnitzler and Gross 2005; Vgl. Uhlhaas et al. 2018; Vgl. Butz et al. 2013.

gesunden Proband*innen und Patient*innen hat Netzwerkstrukturen ergeben, die mit entsprechenden fMRI-Ruhezustandsnetzwerken übereinstimmen.[15] Mithilfe von *Hidden Markov-Modellen* können MEG-Daten im Ruhezustand als eine Sequenz aus einer endlichen Anzahl von Zuständen beschrieben werden.[16] Diese Zustände entsprechen neuronalen Netzwerken, die spezifische spektrale Eigenschaften, aber auch spezifische funktionelle Konnektivitäten aufweisen. Zustandsübergänge werden dabei auf relativ schnellen Zeitskalen von etwa 100–200 ms gefunden. Über die Analyse solcher spektraler Signaturen können z.B. prädiktive Aussagen über die Wahrnehmung von schwellennahen Reizen gemacht werden, was darauf hindeutet, dass der aktuelle oszillatorische Zustand die Wahrnehmung eines schwellennahen Reizes bestimmt.[17] Ähnliche Ergebnisse wurden in Studien zur räumlichen Aufmerksamkeit gefunden, in denen das Ausmaß der Alpha-Modulation die Erkennung eines nachfolgenden visuellen Reizes beeinflusst.[18]

Durch die Analyse von frequenzspezifischen Konnektivitätsparametern lässt sich aus MEG Untersuchungen auch die Richtung von Informationsflüssen im menschlichen Gehirn darstellen. So konnte gezeigt werden, dass in neuronalen Regelkreisen Feedforward-Signale im Gamma-Frequenzband und Feedback-Signale überwiegend in den Alpha/Beta-Frequenzbändern vermittelt werden.[19] Andere Studien haben gezeigt, dass die Kopplung zwischen verschiedenen Frequenzbändern (*cross-frequency coupling, CFC*) ein wichtiger Mechanismus der koordinierten Informationsverarbeitung im menschlichen Gehirn ist, der sowohl in Ruhezustandsableitungen[20] als auch bei kognitiven Aufgaben beobachtet wird[21] und bei Hirnerkrankungen charakteristisch verändert sein kann.[22] Spezifische Veränderungen der CFC scheinen auch zur Wirkung der therapeutischen tiefen Hirnstimulation bei M. Parkinson beizutragen.[23]

---

15 Vgl. Florin and Baillet 2015; Vgl. Park and Friston 2013.

16 Vgl. Vidaurre et al. 2018.

17 Vgl. Baumgarten et al. 2016.

18 Vgl. Bauer et al. 2014.

19 Vgl. Michalareas et al. 2016.

20 Vgl. Florin and Baillet 2015; Vgl. Siebenhuhner et al. 2020.

21 Vgl. Riddle et al. 2021.

22 Vgl. Antonakakis et al. 2016; Vgl. Ozkurt et al. 2011; Vgl. Schnitzler et al. 2018; Vgl. Lopez-Azcarate et al. 2010.

23 Vgl. Muthuraman et al. 2020.

1.4 Elektroenzephalographie (EEG)

Die *Elektroenzephalographie* (EEG) ist die nicht-invasive Messung der elektrischen Felder des Gehirns. Elektroden, die auf der Kopfhaut platziert werden, zeichnen Spannungspotentiale auf, die aus dem Stromfluss in und um Neuronen entstehen. Das EEG ist fast ein Jahrhundert alt. Diese lange Geschichte hat beim EEG zu einem vielfältigen Spektrum an Anwendungen von der klinischen Diagnostik bis zu EEG-getriggerten Neurorehabilitationsbehandlungen geführt. Aufgrund der Vielseitigkeit und leichten Zugänglichkeit der Technik in Kombination mit Fortschritten in der Signalverarbeitung ist das EEG ein wesentliches Werkzeug zur Analyse gesunder und gestörter Hirnfunktion in Klinik und Forschung geblieben.[24]

Die EEG-Technologie besteht im Wesentlichen aus Elektroden und Verstärkern. Moderne EEG-Elektrodenkappen und Vielkanal-Verstärker mit schnellen Abtastraten ermöglichen problemlos Ableitungen mit 64 bis 256 Kanälen. Handelsübliche EEG-Systeme, die auch für die klinische Anwendung zugelassen sind, kosten typischerweise weniger als € 50.000 und haben eine Lebensdauer von mindestens 10 Jahren. Im Vergleich dazu kostet ein 3-Tesla-MRT-Scanner und ein Standard MEG System jeweils etwa 2,5 Millionen Euro.

Das EEG erfasst Potentialunterschiede, die Volumenströme an verschiedenen Stellen der Kopfhaut widerspiegeln. Daher führen die inhomogenen Leitfähigkeiten von Hirnhäuten, Schädelknochen und Kopfhaut im EEG zu Verzerrungseffekten. Infolgedessen ist die Lokalisierung der aktivierten Neuronenpopulationen im EEG verglichen mit MEG schwieriger und anfälliger gegenüber Ungenauigkeiten in der Modellierung der Gewebeleitfähigkeiten im Kopf. EEG-Signale unterscheiden sich von MEG-Signalen auch in ihrer Empfindlichkeit gegenüber der Orientierung der neuronalen Ströme. Im Gegensatz zum MEG ist das EEG empfindlicher für radiale als für tangentiale Ströme. Diese Komplementarität bedeutet, dass die gleichzeitige Ableitung von EEG und MEG genutzt werden kann, um die zugrunde liegenden Generatoren besser zu lokalisieren.[25]

Ein praktischer Vorteil des EEG ist, dass es leicht mit anderen Methoden wie MRT, *funktioneller Nahinfrarotspektroskopie* und nicht-invasiver Hirnstimulation kombiniert werden kann. Verbesse-

---

[24] Vgl. Biasiucci et al. 2019; Vgl. Britton 2016.

[25] Vgl. Aydin et al. 2015; Vgl. Sharon et al. 2007.

rungen in der Portabilität von EEG-Systemen ermöglichen zudem Aufzeichnungen in realen Umgebungen sowohl am Krankenbett als auch zu Hause oder bei sportlichen Aktivitäten. Darüber hinaus ermöglichen moderne Systeme präzise synchronisierte Aufzeichnungen von mehreren Personen, das sogenannte *EEG-Hyperscanning*. Und schließlich erlauben Fortschritte in der Signalverarbeitung auch Online-Analysen sowie Neurofeedback, was wiederum für Gehirn-Maschine-Schnittstellen oder bei *Closed-Loop-Anordnungen*, d. h. bei Anordnungen mit geschlossenen Regelkreisen, zur Steuerung der Reizdarbietung genutzt werden kann.

Das wachsende Interesse am Verständnis der zeitlichen und interindividuellen Variabilität von Hirnaktivität treibt maßgeblich die Entwicklung von *Single-Trial-Analysen* voran, wodurch eine direktere Verbindung zwischen Gehirnaktivität und Verhalten möglich wird. Bei der konventionellen Technik der ereigniskorrelierten Potenziale, bei der die evozierte Aktivität aus dem Hintergrund EEG durch Mittelung der Signale extrahiert wird, gehen diese Aspekte verloren.

Das Aufkommen von maschinellen Lernalgorithmen bei der Auswertung von EEG Signalen erlaubt es, zu bestimmen, welche aus von einer Vielzahl von möglichen Merkmalen bei einem Versuchsdurchgang erzeugt wurden.[26] Über das *maschinelle Lernen* können die Merkmale entweder auf Basis der Leistung des Klassifikators oder auf Basis ihrer neurobiologischen Bedeutung identifiziert werden. Ein Anwendungsbeispiel sind Gehirn-Computer-Schnittstellen, die trainiert werden können, um neuronale Signaturen, die mit bestimmten mentalen Aufgaben eines Benutzers einhergehen, in Echtzeit zu entschlüsseln.[27]

Klinisch ist das EEG in der Diagnose und Überwachung von Patient*innen mit neurologischen Störungen weit verbreitet und insbesondere geeignet zur Beurteilung von Patient*innen mit Epilepsie. Klinische EEGs werden in der Regel als zwanzigminütige Ableitungen, oder als *Langzeit-EEG* durchgeführt.[28] Das Langzeit-EEG mit Video hat eine wichtige Rolle bei der Untersuchung von Patient*innen mit diagnostischen oder therapeutischen Schwierigkeiten und kann entscheidend helfen, nichtkonvulsive Anfälle oder andere fokale Hirnstörungen zu detektieren. In ähnlicher Weise

---

[26] Vgl. Deo 2015.

[27] Vgl. Gao et al. 2016.

[28] Vgl. Ghougassian et al. 2004; Vgl. Lobello et al. 2006.

kann der Nachweis nicht-epileptiformer EEG-Veränderungen bei Patient*innen mit Bewusstseinsstörungen diagnostisch wegweisend sein. Darüber hinaus liefert das klinische EEG wertvolle Informationen bei der Untersuchung von Patient*innen mit akuten und chronischen neurologischen Erkrankungen einschließlich Demenz, toxisch-metabolischen Enzephalopathien, Stupor und Koma, sowie bei der Bestimmung des Hirntodes.[29]

1.5 Nahinfrarot-Spektroskopie (NIRS)

Ähnlich wie beim EEG wird auch bei der *Nahinfrarot-Spektroskopie* (NIRS) auf die Ableitung von Signalen direkt an der Schädeloberfläche gesetzt. Bei der NIRS werden allerdings keine elektrischen Ströme abgeleitet, sondern es werden ähnlich wie bei der funktionellen MRT Veränderungen im Blutfluss und insbesondere des Sauerstoffgehalts des Blutes gemessen. Dazu wird Licht im Nahinfrarot-Bereich in das Gewebe geleitet. Aufgrund seiner größeren Wellenlänge dringt das Licht wenige Zentimeter in das Gewebe und reicht damit nach Durchtritt durch den Schädelknochen, die Hirnhäute und das Hirnwasser noch bis in die äußeren Bereiche des Gehirngewebes, die graue Substanz hinein. Kommt es nun zu einer Änderung der Aktivität dieses Gehirnbereichs, ändert sich der Sauerstoffgehalt des Blutes, das man ähnlich wie beim BOLD-Signal im fMRT auch bei der NIRS verwendet, allerdings nicht aufgrund der magnetischen Eigenschaften des Häm, sondern aufgrund der Farbänderung von mit Sauerstoff beladenem roten Blutfarbstoff. Diese Farbänderung kann durch das Nahinfrarot-Licht detektiert und mittels weiterer Umrechnungen als Änderung der Aktivität des unter dem Detektor liegenden Gehirnareals interpretiert werden.

Die NIRS hat bereits seit mehreren Jahrzehnten einen Platz in der Erforschung der Funktionsweise des Gehirns, der sich insbesondere durch ihre einfache Handhabbarkeit erklären lässt. Die NIRS-Geräte sind mobil einsetzbar und machen es daher relativ gut möglich, das Gehirn auch außerhalb steriler Laborbedingungen in Alltagssituationen zu untersuchen. Dies macht für manche Fragestellungen, beispielsweise zur sozialen Interaktion, die geringere räumliche und zeitliche Auflösung im Vergleich zu MRT bzw. MEG oder EEG wett.

[29] Vgl. Gururangan et al. 2016.

Der Einsatz ist zudem nicht in allen Bereichen des Gehirns gleich gut möglich. Teile des Stirnlappens können damit relativ gut untersucht werden, weil hier der Schädel vergleichsweise dünner und das Gehirn relativ nah direkt am Schädel anliegt. Andere Gehirnregionen, wie beispielsweise der Schläfenlappen, sind dieser Technik weniger gut zugänglich, was ihre Anwendbarkeit gerade im Hinblick auf systemische Untersuchungen des gesamten menschlichen Gehirns einschränkt.

2. Neurobildgebung in der Forschung

Die oben beschriebenen nicht-invasiven Verfahren zur Untersuchung des Gehirns im lebenden Menschen sind aus den modernen Neurowissenschaften nicht mehr wegzudenken. Während für die Untersuchung des Gehirns an lebenden Tieren auch verschiedene invasive Methoden zur Verfügung stehen, ist die Forschung insbesondere beim menschlichen Gehirn auf diese nicht-invasiven Verfahren angewiesen. Die Neurobildgebung hat in den letzten 30 Jahren wesentlich zum Verständnis der Organisation und Funktionsweise des Gehirns durch experimentelle Untersuchungen an kleinen Gruppen von Proband*innen beigetragen. Seit einigen Jahren ist ein Paradigmenwechsel von der Untersuchung weniger Versuchspersonen hin zur bevölkerungsweiten Erforschung der Unterschiedlichkeit der Gehirne verschiedenster Menschen zu beobachten, der im Folgenden dargestellt wird. Beispielhaft sollen anschließend einige aktuelle Forschungsfelder beleuchtet werden, in denen die Neurobildgebung heutzutage wichtige Erkenntnisse beisteuert.

2.1 Paradigmenwechsel – von kleinen Studien zu großen Kohorten

In den letzten Jahren ist es zu einem Wandel in der Nutzung der Neurobildgebung gekommen. Die frühen Studien unter Anwendung der MRT, EEG oder MEG haben sich auf die Untersuchung weniger ausgewählter Versuchspersonen konzentriert, hier waren die Stichprobengrößen häufig unter 10 Personen. Im Laufe der Zeit vergrößerten sich die Stichproben zu Beginn der 2000er Jahre auf

20–40 Proband*innen. Obwohl dies signifikant größer war, mussten sich alle diese Arbeiten den Vorwurf gefallen lassen, dass dies weder repräsentativ die Vielfalt der unterschiedlichen Menschen und deren Gehirne abbilden noch statistisch valide Aussagen über den Bau und die Funktionsweise des Gehirns liefern kann. Diese Beobachtungen gipfelten in einer so genannten Reproduzierbarkeitskrise der modernen Neurowissenschaften. Unter Berücksichtigung vieler bis zu diesem Zeitpunkt veröffentlichter funktioneller Neurobildgebungsstudien konstatierten Eklund et al.[30], dass ein Großteil der veröffentlichten Studien Ergebnisse berichtete, die in nachfolgenden Studien unter Anwendung der gleichen Methode nicht reproduziert werden können. Die Diskussionen zogen sich bereits eine ganze Zeit hin, mit bereits früheren Feststellungen, dass bisherige fMRT-Studien ein *Power*-Problem haben, also eigentlich mit Stichprobengrößen arbeiten, die nicht ausreichend groß sind, um statistisch die Fragestellungen zu beantworten. Dadurch würde insgesamt die Verlässlichkeit und die Bedeutung der Neurobildgebung in Frage gestellt.[31]

Dies führte dazu, dass sich innerhalb der letzten zehn Jahre ein deutlicher Paradigmenwechsel vollzog. Dies wurde zunächst durch Initiativen zur weltweiten gemeinsamen Datennutzung begonnen, über die Daten kleinerer Studien der neurowissenschaftlichen Gemeinschaft zur gemeinsamen Auswertung frei zur Verfügung gestellt wurden. Eines der ersten solcher Beispiele ist das *1000 Functional Connectomes Project* (http://fcon_1000.projects.nitrc.org), über das funktionelle Ruhebildgebungsdaten zur Verfügung gestellt werden.[32] Es entstanden aus solchen ersten Initiativen inzwischen sehr große Plattformen, über die eine immer größere Anzahl von Neurobildgebungs-Datensätzen zur freien Verfügung stehen, wie beispielsweise die *International Neuroimaging Data-sharing Initiative* (INDI).[33] Die meisten davon sind MRT-Daten zur Gehirnstruktur und zur funktionellen aufgaben-basierten und Ruhe-MRT-Bildgebung. Einzelne Datensätze ermöglichen inzwischen aber auch die freie Verfügbarkeit von kombinierten MRT und MEG bzw. EEG Daten. Dies ist besonders reizvoll, weil sich dadurch bei den gleichen Versuchspersonen die Vorteile beider Techniken, d. h. die hohe räumliche

30 Vgl. Eklund et al. 2016; Vgl. Eklund et al. 2017.
31 Vgl. Button et al. 2013.
32 Vgl. Biswal et al. 2010.
33 Vgl. Mennes et al. 2013.

Auflösung des MRT und die hohe zeitliche Auflösung des EEG oder MEG, kombinieren lassen.

Eine Besonderheit in diesem Zusammenhang stellt ein großes internationales Konsortium zur Untersuchung der genetischen Ursachen von Gehirnphänotypen dar, *ENIGMA*.[34] Hier wird eine mögliche Schwierigkeit bei der öffentlichen Verfügbarkeit von Bildgebungsdaten mit speziell genetischen Daten, wodurch Personen prinzipiell re-identifizierbar sein könnten und weswegen viele Länder aus Gründen des Datenschutzes die freie Verfügbarmachung genetischer Daten nicht erlauben, dadurch umgangen, dass jede Gruppe, die sich an einer ENIGMA-Studie beteiligen möchte, den untersuchten Zusammenhang zwischen Gehirndaten und genetischen Faktoren selbst in ihrer eigenen Stichprobe analysiert und nur diese Ergebnisse an das Konsortium zu einer finalen Gesamtanalyse überführt.

Neben diesen Sammlungen kleinerer Studien entstanden im gleichen Zeitraum der letzten 8 bis 10 Jahre größer angelegte Studien mit hunderten bis hin zu tausenden Proband*innen. Ein sehr prominentes Beispiel mit sehr hochqualitativen Datensätzen und der derzeit bestmöglich erreichbaren Auflösung in üblichen *in-vivo* Bildgebungsstudien aufgrund spezieller MRT-Geräte, die dort zum Einsatz kamen, ist das *Human Connectome Project* (HCP)[35]. Der HCP-Datensatz beinhaltet multimodale Neurobildgebungsdaten von 1.200 Proband*innen im Alter von 22 – 35 Jahren, die teilweise verwandt sind. Die Daten sind frei verfügbar. Andere Studien in einer ähnlichen Größenordnung und mit vergleichbaren Datensätzen wählen einen epidemiologischen Ansatz in der Rekrutierung von Versuchspersonen, indem sie bevölkerungsbasierte Stichproben ziehen. Ein bereits sehr frühes Beispiel für diese Art von Studien ist die *Rotterdam Scan Study*, die sukzessive gewachsen und aus den verschiedenen Rekrutierungswellen der bevölkerungsbasierten *Rotterdam-Studie* entstanden ist. Inzwischen sind hier mehrere Messzeitpunkte von fast 6.000 Personen im mittleren bis höheren Lebensalter verfügbar[36]. Weitere Beispiele hierfür sind die *1000BRAINS*-Studie des Forschungszentrums Jülich mit über 1.300 Proband*innen mit einer Altersspanne von 18–85 Jahren, aber einem deutlichen Schwer-

---

[34] Enhancing NeuroImaging Genetics through MetaAnalysis; siehe: URL: https://enigma.ini.usc.edu/ [28.7.2022].

[35] Vgl. Glasser et al. 2016; Vgl. Van Essen et al. 2012.

[36] Vgl. Ikram et al. 2015.

punkt auf 55 bis 85 Jahren[37], die auf der bevölkerungsbasierten *Heinz Nixdorf Recall Studie* der Universität Duisburg-Essen beruht[38], sowie die *SHIP-Studie* der Universität Greifswald mit über 4.000 Proband*innen in einer Altersspanne von 20–79 Jahren.[39] Diese bevölkerungsbasierten Ansätze haben ihren aktuellen Höhepunkt hinsichtlich der Anzahl von Versuchspersonen mit zwei sehr großen Studien genommen: der deutschlandweiten *NAKO Nationalen Gesundheitsstudie*[40] mit insgesamt 200.000 Teilnehmenden im Alter zwischen 20 und 69 Jahren, von denen 30.000 Personen zusätzlich an einer MRT-Untersuchung teilgenommen haben[41]; und die britische *UK-Biobank-Studie,* mit insgesamt 500.000 Teilnehmenden im Alter zwischen 45 und 75 Jahren, von denen 100.000 Personen an einer MRT-Untersuchung teilnehmen.[42]

Diese Großstudien haben insbesondere zum Ziel, die normale Variabilität der Struktur und der funktionellen Netzwerke des Gehirns in der Bevölkerung zu charakterisieren und das Vorkommen und Auftreten von neurologischen und psychiatrischen Erkrankungen in Abhängigkeit von umweltbedingten und genetischen Einflussfaktoren zu untersuchen. Aus diesem Grund sind neben den Neuro- und häufig auch weiteren Bildgebungsdaten ergänzende Daten zu den Lebensbedingungen, dem Lebensstil, der Umwelt und zu mannigfaltigen Laborwerten und genetischen Markern verfügbar.

Inzwischen gibt es auch immer mehr solcher frei verfügbaren Datensätze, die nicht nur gesunde Proband*innen, sondern auch Patient*innen mit neurologischen oder psychiatrischen Erkrankungen enthalten, z.B. *EMBARC*[43] oder die *BiDirect-Studie* der Universität Münster[44] zu Depression oder die *ADNI-Studie* (Alzheimer's Disease Neuroimaging Initiative) zur Alzheimer-Demenz und deren Vorstufen. Viele dieser Datensätze sind durch öffentliche Gelder finanziert und erfordern immer mehr dann auch die freie Verfügbarkeit dieser Daten.

---

37 Vgl. Caspers et al. 2014.

38 Vgl. Schmermund et al. 2002.

39 Vgl. Volzke et al. 2011.

40 Vgl. German National Cohort 2014.

41 Vgl. Bamberg et al. 2015.

42 Vgl. Miller et al. 2016.

43 Establishing Moderators/Biosignatures of Antidepressant Response Clinical Care (EMBARC). URL: https://nda.nih.gov/edit_collection.html?id=2199. [28.7.2022].

44 Vgl. Wersching and Berger 2012.

Die Verfügbarkeit dieser großen Datenmengen hat auch die Art der Fragestellungen, die mit Neurobildgebung beantwortet werden, verändert. Neuere Methoden der hochdimensionalen Statistik und insbesondere Verfahren der Künstlichen Intelligenz und des maschinellen Lernens haben immer mehr Einzug in die modernen Neurowissenschaften gehalten. Hier stehen Fragen im Vordergrund, ob beispielsweise Veränderungen kognitiver Fähigkeiten im Alterungsprozess oder das Alter selbst aus Gehirndaten vorhergesagt oder Krankheiten des Gehirns frühzeitig erkannt werden können.

Es zeigen sich aber noch weitaus stärker als in früheren kleineren Studien die mit solchen Untersuchungen einhergehenden ethischen Fragen, beispielsweise zu den sogenannten Zufallsbefunden. Dies beinhaltet Auffälligkeiten in der Gehirnstruktur, die den Versuchspersonen vorher nicht bekannt waren und rein zufällig während der MRT-Untersuchung im Rahmen der Studie auffallen. Es war bereits länger bekannt, dass mit besseren MRT-Geräten, durch die sich die Datenqualität und die Auflösung verbessern, eine höhere Chance besteht, solche nicht-bekannten Veränderungen im Gehirn zu sehen, sobald Messungen zur Gehirnstruktur vorgenommen werden. Im Rahmen der größeren Kohortenstudien ist es nun möglich, das Auftreten solcher Zufallsbefunde in der Bevölkerung reliabler zu quantifizieren, wodurch beispielsweise die Häufigkeit für Phänomene wie die Läsionen der weißen Substanz des Gehirns besser abgeschätzt werden kann. Diese Läsionen nehmen typischerweise mit dem Lebensalter zu, hängen wahrscheinlich mit Veränderungen an den Blutgefäßen und damit der Blutversorgung des Gehirns zusammen und treten relativ häufig auf (Studien berichten ein Auftreten in bis zu 40 % der untersuchten Personen), haben aber bis heute keine eindeutig geklärte Relevanz für das Wohlbefinden und die kognitive Gesundheit. Andere Zufallsbefunde, wie beispielsweise Tumoren, sind erheblich seltener (unter 1 %), erfordern aber ein sofortiges medizinisches Handeln.[45] Aus diesem Grund haben alle größeren Studien, die solche Gehirndaten beinhalten und ein Erkennen solcher Zufallsbefunde ermöglichen, inzwischen definierte Vorgehensweisen, bei welcher Art von Zufallsbefund welche Schritte in die Wege geleitet werden.[46] Hierbei sind immer auch weitergehende ethische Abwägungen zu treffen, die von der Pflicht der die Studie betreuenden

[45] Vgl. Boutet et al. 2017; Vgl. Gibson et al. 2018; Vgl. Vernooij et al. 2007.
[46] Vgl. Langner et al. 2016.

ärztlichen Fachperson zum Erhalt der Gesundheit sowie zur Abwendung gesundheitlicher Schäden bis hin zur Selbstbestimmtheit und dem Recht auf Nichtwissen der Studienteilnehmer*innen reicht.[47] (vgl. auch den Abschnitt 2.3.2 »Nutzen und Schaden der Mitteilung von Zufallsbefunden« des ethischen Teils dieses Sachstandsberichts)

2.2 Aktuelle ausgewählte Felder neurowissenschaftlicher Forschung

Die bildgebenden Neurowissenschaften haben in verschiedenen Bereichen die Erforschung des menschlichen Gehirns beeinflusst und in den letzten 20–30 Jahren entscheidende neue Erkenntnisse überhaupt erst ermöglicht. Davon sollen hier beispielhaft vier Themen herausgegriffen und näher diskutiert werden.

2.2.1 Gehirnnetzwerke

Die Idee, dass verschiedene Bereiche des Gehirns zusammenarbeiten und sogenannte Netzwerke bilden, um eine bestimmte Aufgabe zu erfüllen, ist relativ früh in den modernen Neurowissenschaften des vergangenen Jahrhunderts verstärkt in den Blick genommen worden. Wenn man also über Funktionen wie Sprache, Arbeitsgedächtnis, räumliche Aufmerksamkeit oder Handlungsplanung spricht, sind daran immer mehrere Teile des Gehirns beteiligt, für jede dieser und vieler anderer Funktionen unterschiedliche. Innerhalb der Netzwerke erfüllt jede Gehirnregion eine bestimmte Teilfunktion der Informationsverarbeitung. Am Beispiel der Handlungsplanung, zum Beispiel das Greifen eines Gegenstands, lässt sich dies verdeutlichen: Nachdem visuelle Informationen über den Gegenstand wie Größe, Form und Position im Hinterhauptslappen verarbeitet wurden, wird in Regionen des Scheitellappens die Bewegung des Arms und der Hand geplant, in hinteren Anteilen des Stirnlappens der zeitliche Ablauf der einzelnen Bewegungsabläufe, bis schließlich die gesamte Information zur Ausführung an die primäre motorische Hirnrinde im hintersten Anteil des Stirnlappens weitergegeben wird, der die notwendigen Signale an die Nervenzellen im Rückenmark überträgt. Das Prinzip,

[47] Vgl. Borra and Sorensen 2011.

dass jede Aufgabe durch ein Netzwerk, also das Zusammenspiel verschiedener Gehirnregionen, ermöglicht wird, nennt man Integration. Das Konzept, dass diese Netzwerke mehr oder weniger unabhängig voneinander agieren können und die Teilfunktionen, die jede Gehirnregion ausübt, nennt man Segregation.[48] Die dynamische Anpassung an die äußeren Erfordernisse einer Aufgabe macht das Gehirn in der ausgewogenen Nutzung der Segregation und Integration sehr effizient, um unsere kognitiven Leistungen zu ermöglichen.[49] Entscheidend für diese Funktionsweise in Netzwerken ist die Kommunikation der beteiligten Gehirnregionen untereinander, die sogenannte Konnektivität. Diese beschreibt in Form der strukturellen Konnektivität die physischen Verbindungen der Gehirnregionen über Bündel von Nervenfasern miteinander sowie in Form der funktionellen Konnektivität die zeitlich koordinierte Aktivierung von nicht zusammenliegenden Gehirnregionen. Die Untersuchung der Konnektivität hat insbesondere in den letzten zwei Jahrzehnten aufgrund der neuen technischen Möglichkeiten deutlich an Bedeutung gewonnen, weil hierin die Basis der kognitiven Leistungen gesehen wird. Obwohl schon lange vermutet und immer wieder beschrieben[50], hat hier insbesondere die moderne Neurobildgebung die Theorien zu deren Störungen im Sinne einer Dyskonnektivität als relevantes Korrelat für verschiedene neurodegenerative oder psychiatrische Erkrankungen untermauert, wie z. B. Demenz, Morbus Parkinson, Depression oder Schizophrenie.[51]

Von den Methoden, die wesentlich zum Verständnis der Konnektivität von Gehirnnetzwerken und damit zu einem besseren Verständnis der Organisationsprinzipien des Gehirns beigetragen haben, sind Methoden der MRT-Bildgebung sowie die MEG und EEG Techniken zu nennen. Insbesondere die Kombination dieser in ihrer räumlichen und zeitlichen Auflösung komplementären Techniken wird inzwischen immer stärker verfolgt, um eine möglichst ganzheitliche Sichtweise auf die Konnektivität der Gehirnnetzwerke zu bekommen.[52] Speziell die Untersuchung der Netzwerkaktivität in Ruhe (»*Resting-State*«) hat die Untersuchung der funktionellen

---

48 Vgl. Sporns 2013.
49 Vgl. Cohen and D'Esposito 2016.
50 Vgl. Catani and ffytche 2005; Vgl. Mesulam 2015.
51 Vgl. Cronin-Golomb 2010; Vgl. Thiebaut de Schotten et al. 2015.
52 Vgl. Garces et al. 2016.

Konnektivität sehr stark beeinflusst. Da hierbei die Messung im normalen entspannten Ruhezustand erfolgt, ohne dass das Gehirn eine spezifische Aufgabe erfüllt, ist die Datenerhebung relativ leicht, auch in häufig etwas schwieriger zu untersuchenden Gruppen von Personen wie Kindern oder Patient*innen mit schwereren Erkrankungen. Die Untersuchungszeiten sind deutlich kürzer. Die Ruhenetzwerke gleichen zudem den aufgabenbasierten Netzwerken sehr stark.[53] Man kann sich dies vorstellen, als würde sich das Gehirn bereits im Ruhezustand auf die Erfüllung verschiedenster Aufgaben vorbereiten. Wenn dies von einem ähnlichen Grundaktivitätsniveau ausgehend passiert, ist ein Umstellen von Ruhe auf spezifische Aktivität deutlich schneller möglich. Ähnlich wie ein Fußballtorwart, der in Erwartung des Elfmeterschusses hin und her hüpft und dadurch die Muskeln bereits aktiviert hat, um dann schnellstmöglich dorthin zu springen, wo der Ball hinfliegt. Ein besonderes Netzwerk, das im Prinzip erst durch diese neue Art der funktionellen Ruheuntersuchung als solches entdeckt wurde, ist das sogenannte *Default Mode Netzwerk*. Dieses Netzwerk ist deswegen besonders, weil es aktiv ist, wenn alle anderen vorher beschriebenen aufgabenbasierten Netzwerke nicht aktiv sind und umgekehrt. Es umfasst insbesondere in der Mittellinie liegende Gehirnregionen des Stirn- und Scheitellappens und ist an selbstreflexiven Gedanken und Erlebnisverarbeitung beteiligt.[54] Die reduzierte Aktivität des Default Mode Netzwerks ist zwingende Voraussetzung für eine erfolgreiche kognitive Leistung während einer bestimmten Aufgabe. Kann das Default Mode Netzwerk nicht adäquat herunterreguliert werden, kommt es zu Einbußen in der Leistungsfähigkeit, ein Phänomen, das auch im normalen Alterungsprozess und im Rahmen neurodegenerativer Erkrankungen beobachtet wurde.[55]

Auch die physischen Verbindungen der Netzwerkregionen untereinander kamen in den letzten zwei Jahrzehnten dank der Neurobildgebung verstärkt in den Fokus der Forschung. Mittels des *Diffusions-MRT* konnten die großen Faserbündel von Projektions-, Assoziations- und Kommissurenbahnen (also Bahnen, die das Gehirn mit dem Hirnstamm und Rückenmark, innerhalb einer Gehirnhälfte die Gehirnregionen untereinander oder Gehirnregionen der beiden Gehirnhälften miteinander verbinden) systematisch untersucht wer-

53 Ibid.; Vgl. Laird et al. 2013.

54 Vgl. Raichle 2015; Vgl. Raichle et al. 2001.

55 Vgl. Greicius et al. 2004; Vgl. Ouchi and Kikuchi 2012; Vgl. Persson et al. 2014.

den. Hierbei wurden insbesondere durch Vergleiche mit klassischen anatomischen Studien an präparierten Gehirnen bekannte Faserbahnen reproduziert und teilweise in Vergessenheit geratene wiederentdeckt, z. B. der *Fasciculus occipitalis verticalis*, der im Hinterhauptslappen Teile der oberen und unteren visuellen Gehirnareale und damit verschiedener Funktionalitäten des Erkennens von Objekteigenschaften wie Farbe und Formen sowie Orientierung und Lage im Raum verbindet.[56] Und auch wenn man gerade im Bereich der anatomisch-orientierten Neurowissenschaften häufig der Annahme ist, dass größere Strukturen alle bereits vor langer Zeit entdeckt wurden, konnten sogar mit Hilfe der modernen Neurobildgebung trotz ihrer eingeschränkten räumlichen Auflösung neue Faserbahnen beschrieben werden, die bisher so nicht bekannt waren und erst durch diese Entdeckung auch in Gehirnpräparaten nachvollzogen werden konnten. Dazu gehört zum einen der *›frontal aslant tract‹*, der im Stirnlappen Teile der motorischen Sprachregion (Broca-Sprachzentrum) im hinteren unteren Anteil des Stirnlappens mit Teilen der motorischen Gehirnrinde darüber verbindet[57] und in Bewegungs- und Handlungsplanung sowie Sprachfunktionen involviert ist[58]. Zum anderen ist hier der *»Sledge runner fasciculus«* (»Schlittenkufen-Faserbahn«) zu nennen, der ähnlich wie der zuvor wiederentdeckte *Fasciculus occipitalis verticalis* (s.o.) in oberen und unteren Anteilen des Hinterhauptslappen gelegene höhere visuelle Gehirnregionen verknüpft, dabei allerdings deutlich weiter in Richtung der Gehirnmittellinie liegt und in räumliche Orientierung eingebunden ist.[59]

Neuere Ansätze versuchen verstärkt, die Informationen der strukturellen und funktionellen Konnektivität als Beschreibungen der Zusammenarbeit der an einem Netzwerk beteiligten Gehirnregionen zusammenzuführen und zu verstehen, ob diese Beschreibungsebenen die gleichen oder unterschiedliche Erkenntnisse über die Netzwerkorganisation erbringen. Hierbei wird eine Herausforderung sehr deutlich, die sich häufig bei der Verknüpfung unterschiedlicher Datentypen zur Untersuchung des Gehirns ergibt, sei es bei der gemeinsamen Auswertung von EEG/MEG und MRT-Daten oder bei verschiedenen Modalitäten zur Untersuchung der Struktur, Funktion

---

[56] Vgl. Weiner et al. 2017; Vgl. Yeatman et al. 2014.
[57] Vgl. Catani et al. 2012.
[58] Vgl. Dick et al. 2019.
[59] Vgl. Koutsarnakis et al. 2019; Vgl. Vergani et al. 2014.

oder Konnektivität des Gehirns: Es muss eine Form der Parametrisierung der Daten gefunden werden, die für alle Datenquellen gleich ist. Hier hat sich für die Netzwerkanalyse in den letzten Jahren die Methode der Graphentheorie aus der Mathematik bzw. Ökonomie etabliert, die Netzwerke als mathematische Graphen beschreibt. Im Gehirn werden dadurch die Verbindungen, d. h. die Konnektivität zwischen zwei Gehirnregionen zu den Kanten der Graphen, während die Gehirnregionen die Knotenpunkte darstellen. Welche Konnektivität (strukturell oder funktionell) hier zugrunde gelegt wird, ist für diese abstrakte Darstellung unerheblich. Es lassen sich dadurch aber zusätzlich neue Erkenntnisse über die Gehirnorganisation gewinnen, wie z. B. ob bestimmte Gehirnregionen zentrale Knotenpunkte der Datenverarbeitung sind und ob es einzelne kleine Sub-Netzwerke gibt, die zunächst lokal arbeiten und sich dann erst wieder an die großen Datenverarbeitungsrouten anbinden.[60] Man kann sich dies wie eine Routenplanung auf einer Landkarte vorstellen: Es gibt die großen Autobahnen als Hauptverkehrsstrecken zwischen verschiedenen Städten, in jeder Stadt gibt es dann ein weit verzweigtes Netz aus kleineren Straßen, um Stadtteile oder Häuserblocks miteinander zu verbinden. Hinsichtlich der Dyskonnektivität als Grundlage für neurologische oder psychiatrische Erkrankungen bieten diese Ansätze zudem neue Erkenntnisse mit Blick auf die sogenannte Netzwerktopographie und damit das Zusammenspiel verschiedener funktioneller Netzwerke als Basis für Krankheitsverläufe wie z.B. Schizophrenie oder Depression.[61]

2.2.2 *Gehirnalterung*

Aufgrund der immer älteren Bevölkerung und des demographischen Wandels sowie dem Wunsch, möglichst gesund und fit alt zu werden, rückt auch die Veränderung des Gehirns im Alterungsprozess immer mehr in den Blick der neurowissenschaftlichen Forschung. Gerade die größeren Kohorten, auch mit Schwerpunkt auf ältere Versuchspersonen, haben hier neue Möglichkeiten geschaffen.

Basierend auf Neurobildgebungsbefunden zu funktionellen und strukturellen Veränderungen im Alterungsprozess konnte zunächst

[60] Vgl. Bassett and Bullmore 2017; Vgl. Sporns and Betzel 2016.
[61] Vgl. Gong and He 2015; Vgl. van den Heuvel and Fornito 2014.

festgestellt werden, dass sich die Variabilität dieser Gehirnmaße im höheren Lebensalter deutlich erhöht. Während also bei jüngeren bis mittelalten Personen beispielsweise ein geringer, aber relativ konstanter Grad des Abbaus der grauen Substanz, in der die Nervenzellen sitzen, pro Jahr passiert, ist dies bei älteren Personen sehr viel variabler: Es gibt Personen, die sehr hohe Abbauraten haben, während sich bei anderen Personen im gleichen Zeitraum nur sehr wenig verändert. Gleiches gilt für die funktionellen Gehirnnetzwerke, die Konnektivitäten innerhalb und zwischen den Netzwerken werden deutlich variabler.[62] Somit scheinen insbesondere im höheren Lebensalter andere Faktoren außer ›Alter‹ selbst eine relevante Rolle zu spielen, die erklären könnten, warum einige sehr alte Personen geistig noch sehr fit sind, während andere, noch nicht so alte Personen, bereits sehr viel mehr Einschränkungen haben. Dazu gehören neben genetischen Faktoren verschiedene Einflüsse aus der Umwelt und der eigene Lebensstil (s. nächsten Abschnitt 2.2.3).

Allerdings können trotz der erhöhten Variabilität grundsätzliche systematische altersbedingte Veränderungen beobachtet werden. Dies erscheint im Hinblick auf einen generellen Abbau der Gehirnsubstanz relativ klar und ist seit Längerem bekannt. Aber auch hier gibt es Regionen, die typischerweise stärker von Abbau betroffen sind als andere. Insbesondere die höheren kognitiven Assoziationsregionen im Scheitel-, Stirn- und Schläfenlappen bauen relativ früh und stärker ab. Dies sind auch die Hirnregionen, die sich evolutionär am stärksten weiterentwickelt haben und somit als letzte in der Ausprägung im menschlichen Gehirn dazugekommen sind und die als erste altersbedingte Veränderungen zeigen, die wiederum auch stärker voranschreiten (nach dem Prinzip: »*last in, first out*«).[84] Primäre Gehirnregionen zeigen eher später im Alterungsprozess Veränderungen.

Neuer sind die Erkenntnisse zur funktionellen Reorganisation der Gehirnnetzwerke im Alter. Hier ist besonders die Veränderung bereits im Ruhezustand (*Resting-State*) von Bedeutung. Über die gesamte erwachsene Altersspanne hinweg zeigen sich typischerweise Zunahmen der funktionellen Interaktion in Ruhe der aufgabenbasierten Netzwerke, während das prototypische Ruhenetzwerk, das *Default-Mode*-Netzwerk, gegenläufig eine Abnahme der Ruhekon-

62 Vgl. Mowinckel et al. 2012; Vgl. Scahill et al. 2003.

nektivität aufweist.[63] Somit haben die aufgabenbasierten Netzwerke mit höherem Alter bereits in Ruhe eine höhere Grundkommunikation, was eigentlich nicht erforderlich sein sollte, da in Ruhe keine spezifische Aufgabe gelöst wird. Dies könnte dazu führen, dass sie nicht mehr ausreichend flexibel reagieren können, wenn dann eine Aufgabe gelöst werden muss und somit die entsprechende kognitive Leistung im höheren Alter schlechter wird. Hierbei wird davon ausgegangen, dass dies durch eine nicht mehr ausreichende kognitive bzw. Gehirn-Reserve bedingt ist, d. h. die Kapazität des Gehirns, noch zusätzliche Ressourcen abzurufen, um die kognitive Leistungsfähigkeit aufrecht zu erhalten, verringert ist.[64]

In welcher Form zusätzliche Ressourcen für eine adäquate kognitive Leistung abgerufen werden können, konnte mit Hilfe der Neurobildgebung gezeigt werden. Eine wegweisende Studie hierzu konnte beispielsweise zeigen, dass ältere Personen bei einer Arbeitsgedächtnisaufgabe vermehrt symmetrische Gehirnregionen in beiden Gehirnhälften aktivieren, während eine solche Aufgabe bei jüngeren Menschen typischerweise stärker Regionen in der linken Gehirnhälfte nutzt. Zusätzlich konnte diese Studie zeigen, dass insbesondere vordere Gehirnregionen, also Regionen im Stirnlappen, zusätzliche rekrutiert werden.[65] Diese Zusatzrekrutierung tritt besonders bei älteren Personen auf, die eine sehr gute kognitive Leistungsfähigkeit abrufen können, und wird somit als erfolgreiche Kompensation des Gehirns von anderweitig nicht ausreichender Aktivität zur Aufrechterhaltung der Funktionalität bis ins hohe Alter interpretiert.[66] Aus diesen und anderen Studien haben sich prominente Theorien zur Reorganisation der Gehirnnetzwerke im Alter entwickelt. Die zusätzliche Rekrutierung von Regionen insbesondere im Stirnlappen wurde als Reaktion auf Aktivitätsverluste in hinteren Regionen des Gehirns, also des Hinterhaupts- und Scheitellappens, und damit kompensatorische Verschiebung von Aktivität in vordere Gehirnregionen interpretiert und ist jetzt als »*Posterior-to-anterior Shift in Aging*« (PASA)-Theorie bekannt.[67] Die verstärkte beidseitige Rekrutierung von Gehirnregionen für kognitive Leistungen, die bei jüngeren Per-

---

[63] Vgl. Hill et al. 2010.

[64] Vgl. Stern 2012; Vgl. Stern et al. 2020.

[65] Vgl. Reuter-Lorenz et al. 2000.

[66] Vgl. Cabeza et al. 2002.

[67] Vgl. Davis et al. 2008.

sonen typischerweise lateralisiert Regionen in einer Gehirnhälfte betrifft, wurde als »*hemispheric asymmetry reduction in older adults*« (HAROLD)-Theorie zusammengefasst.[68] Insgesamt sind diese und andere Mechanismen als Möglichkeit des Gehirns zu sehen, basierend auf den genetischen Voraussetzungen auf die verschiedensten Einflüsse auf den Alterungsprozess wie beispielsweise Einflüsse der Umwelt oder des Lebensstils zu reagieren, und sich gegen solche zu schützen. Diese »*Scaffolding Theory of Aging and Cognition*« (STAC) beschreibt dieses komplexe Zusammenspiel der verschiedenen relevanten Faktoren der Alterung des Gehirns und der kognitiven Leistungen.[69]

2.2.3 *Gehirn, Genetik und Umwelt*

Insbesondere in den letzten fünf bis 10 Jahren sind die äußeren Einflüsse auf das Gehirn verstärkt in den Fokus des Forschungsinteresses gerückt. Da jeder einzelne dieser Einflüsse häufig sehr klein ist und zur Detektion solch kleiner Effekte große Fallzahlen notwendig sind, wurde dies durch die Verfügbarkeit großer populationsbasierter Kohortenstudien mit tausenden von Versuchspersonen möglich. Insgesamt erklären diese Faktoren aus Genetik und Umwelt Teile der normalen Variabilität zwischen Menschen in der allgemeinen Bevölkerung. Der Anteil verschiedener Einflussfaktoren wiederum kann sehr unterschiedlich sein, bei den meisten sind es wenige einstellige Prozent der Varianz, die aufgeklärt werden. In einer breit angelegten Analyse des Zusammenhangs zwischen verschiedensten Einflussfaktoren der Umwelt und des Lebensstils mit Gehirnphänotypen konnte in der populationsbasierten UK-Biobank-Kohorte an 5.000 Proband*innen gezeigt werden, dass die Variabilität in der Konnektivität der Gehirnnetzwerke besonders stark durch die allgemeine körperliche Physis sowie den Lebensstil beeinflusst wird.[70] In einer Analyse der Proband*innen der *1000BRAINS*-Studie konnte zu der durch Lebensstil erklärten Varianz der Gehirnphänotypen gezeigt werden, dass verschiedene protektive und negative Lebensstil-Faktoren wie Rauchen, Alkoholkonsum, sportliche Aktivität und soziale

---

68 Vgl. Cabeza 2002.

69 Vgl. Park and Reuter-Lorenz 2009; Vgl. Reuter-Lorenz and Park 2014.

70 Vgl. Miller et al. 2016.

Integration als gesamtes Lebensstilrisiko die Gehirnstruktur und funktionelle Konnektivität beeinflussen. Neben dem Gesamtrisiko trugen insbesondere soziale Integration zu einem Erhalt und körperliche Aktivität und Alkoholkonsum zu einem regionalen Verlust an Gehirnsubstanz bei, während der Faktor Rauchen sich besonders deutlich auf die funktionelle Konnektivität auswirkte.[71] Auch die Auswirkungen von Übergewicht und übermäßigem Körperfettgehalt ist bereits länger eine relevante Frage, bei der sich beispielhaft die Bedeutung von ausreichend großen Stichproben der großen Kohorten zeigt. Während frühere Studien teilweise klare negative Zusammenhänge und teilweise keine Effekte zeigten, konnten in einer kürzlich veröffentlichten Studie auf Basis der UK-Biobank-Kohorte sowohl positive als auch negative Assoziationen des Körpergewichts und -fettgehalts mit der Feinstruktur der weißen Substanz des Gehirns, in der Nervenfasern verlaufen, gezeigt werden.[72] Die große Anzahl von über 12.000 Versuchspersonen lässt eine solche Studie als ausreichend groß erscheinen, um derartige Effekte zu finden und zeigt beispielhaft, dass die Zusammenhänge zwischen Lebensstil und Gehirnphänotypen komplex und noch unzureichend verstanden sind und weitergehende Analysen in diesem noch eher jüngeren Feld epidemiologisch motivierter Neurowissenschaften notwendig sind. Ähnlich oder wohl noch komplexer verhält es sich mit dem Zusammenhang zur Umwelt, z. B. zu Feinstaubbelastung, Lärm oder urbane Umgebungsstruktur. Hier sind die verfügbaren Studien spärlicher, selbst bei den großen Kohorten, da die Erhebung solcher Daten sehr aufwendig ist. Bisherige Erkenntnisse beziehen sich hauptsächlich auf globale Veränderungen des Gesamthirnvolumens und genereller Kognition bzw. die mögliche Auswirkung auf die Entstehung neurodegenerativer Erkrankungen wie Demenz.[73] Neuere Arbeiten versuchen, dies auf regionale Veränderungen der Gehirnstruktur und spezifische kognitive Leistungen zu beziehen und geben Hinweise darauf, dass die regionalen Veränderungen durch Feinstaub die Effekte der normalen Alterung, wie den PASA-Effekt (s. o.), im Sinne einer beschleunigten Alterung verstärken.[74] Weitere Analysen sind auch hier erforderlich, um in sehr großen Kohorten wie der NAKO

---

71 Vgl. Bittner et al. 2019.

72 Vgl. Dekkers et al. 2019.

73 Vgl. Power 2020; Vgl. Power et al. 2018.

74 Vgl. Nussbaum et al. 2020.

Gesundheitsstudie Auswirkungen solcher Umwelteffekte wie die von Feinstaub zu verbessern.

Auch die Erforschung der genetischen Faktoren, die zum einen mit neurologischen und psychiatrischen Erkrankungen, aber auch mit der normalen Variabilität von Gehirnstruktur und Konnektivität assoziiert sind, hat in den letzten Jahren durch die großen Kohorten deutliche Fortschritte erzielen können und ein neues Feld, namentlich die bildgebende Genetik (»*Imaging Genetics*«) hervorgebracht. Insbesondere das ENIGMA-Konsortium und dessen Arbeitsgruppen mit verschiedenen Schwerpunkten haben hier durch die gemeinsame Analyse vieler verschiedener Großkohorten Analysen in Zehntausenden von Versuchspersonen ermöglicht. Dadurch konnten beispielsweise sehr seltene genetische Varianten, wie z. B. Variationen in der Kopienanzahl einer genetischen Sequenz in einer Gesamtgruppe von über 45.000 Personen in Zusammenhang mit Gehirnstruktur und Kognition gebracht werden.[75] Eine andere Studie an über 50.000 Personen konnte die genetischen Faktoren, die in Zusammenhang mit der Varianz der Dicke der grauen Substanz des Gehirns sowie der Oberflächengröße des Gehirns, identifizieren.[76]

2.2.4 *Prädiktion aus Neurobildgebungsdaten*

Ein relativ neues Einsatzgebiet in der Neurobildgebung, das insbesondere durch die freie Verfügbarkeit größerer Datensätze mit hunderten bis tausenden von Proband*innen ermöglicht wurde, ist, aus Mustern von strukturellen oder funktionellen Charakteristika des Gehirns Vorhersagen über kognitive Leistungen, Krankheiten oder sogar das Alter zu treffen.

Eine bereits sehr weit fortgeschrittene Technik betrifft hierbei die Vorhersage des so genannten chronologischen Alters (also des Lebensalters gemäß Geburtsdatum) anhand des Gehirnalters, also der für dieses Alter typischen Form und Größe des Gehirns bzw. von Bereichen des Gehirns. Diese Altersschätzung beruht insbesondere auf strukturellen Neurobildgebungsdaten. Anhand großer Kohorten wird ein maschineller Lernalgorithmus trainiert, der die typischen Strukturen des Gehirns für verschiedene Altersstufen lernt und dann

---

[75] Vgl. van der Meer et al. 2019.
[76] Vgl. Grasby et al. 2020.

auf bis dahin nicht-gesehene Gehirne anwendet, um für dieses neue Gehirn anhand der erlernten Muster das Alter vorherzusagen. Dies alleine könnte für Altersbestimmungen bei Personen, bei denen das Alter nicht bekannt ist, theoretisch genutzt werden. Da allerdings Altersbestimmungen aus Röntgenaufnahmen von Knochen relativ genau sind, ist diese Option nicht von primärem Interesse. Neurowissenschaftlich spannend ist aber die Möglichkeit, anhand der Abweichung des geschätzten vom echten Alter zu untersuchen (d. h. wenn die Person jünger oder älter geschätzt wird, als sie wirklich ist), was diese Differenz ausmacht.[77] Dafür kommen beispielsweise genetische oder Umweltfaktoren, aber auch der Lebensstil in Frage (s. Kapitel 2.2.3). Beispielsweise konnte ein Zusammenhang mit dieser Abweichung vom vorhergesagten Alter mit einem der genetischen Hauptfaktoren für die Alzheimer-Demenz (APOE e4) nachgewiesen werden[78]. Musikalität[79], Meditation[80] oder gesunde Ernährung und gut erhaltene Organfunktionen[81] scheinen zu einer jüngeren Schätzung der Versuchspersonen zu führen, das Gehirn wird also anscheinend vor dem normalen Alterungsprozess geschützt. Krankheiten wie Typ II Diabetes oder Schizophrenie wiederum führen eher zu einer vorgealterten Gehirnschätzung,[82] während für Personen mit Depression keine solche Veränderung gefunden werden konnten.[83] Während diese Arbeiten alle auf der Vorhersagbarkeit basierend auf MRT-Daten beruhen, nutzen neuere Ansätze auch andere Quellen, wie beispielsweise EEG[84] oder auch eine Kombination aus strukturellen und funktionellen Gehirndaten.[85]

Diese Technik der Vorhersagbarkeit aus Gehirndaten wurde auch für Fragestellungen psychosozialer Störungen, wie beispielsweise der Frage, ob Gewalttäter rückfällig werden können, eingesetzt. Eine Arbeit konnte zeigen, dass die Vorhersagbarkeit des Rückfalls mit Hilfe eines zuvor anhand von inhaftierten Straftätern trainierten Algorithmus zur Vorhersagbarkeit des Gehirnalters in einer neuen

[77] Vgl. Franke and Gaser 2019.
[78] Vgl. Lowe et al. 2016; Vgl. Scheller et al. 2018.
[79] Vgl. Rogenmoser et al. 2018.
[80] Vgl. Luders et al. 2016.
[81] Vgl. Franke et al. 2014.
[82] Vgl. Koutsouleris et al. 2014
[83] Vgl. Besteher et al. 2019; Vgl. Nenadic et al. 2017.
[84] Vgl. Al Zoubi et al. 2018.
[85] Vgl. Liem et al. 2017.

Gruppe von Straftätern möglich war.[86] Eine andere Arbeit kombinierte klassische Faktoren zur Vorhersagbarkeit des Rückfallrisikos mit Gehirnbilddaten zum regionalen Blutfluss und konnte dadurch die Genauigkeit der Vorhersage deutlich erhöhen.[87] In einer weiteren Studie konnten jugendliche Straftäter mit unterschiedlichen psychopathischen Eigenschaften anhand der Unterschiede in bestimmten Gehirnregionen mit einer recht hohen Genauigkeit von nicht-auffälligen Jugendlichen sowie untereinander unterschieden werden.[88] Diese und andere Beispiele zeigen, dass hier ein relativ junges Feld entstanden ist, das Aufmerksamkeit in der praktischen juristischen Anwendbarkeit erhalten hat. Fragen, ob solche Art Vorhersagbarkeit in entsprechenden Gerichtsverfahren nutzbar sein könnte und sollte, werden in einem ebenfalls recht neuen Feld, dem *NeuroLaw*, aus rechtlicher und ethisch-moralischer Perspektive beleuchtet.[89]

Diese Beispiele sollen hier aufzeigen, dass die Prädiktion von Verhalten oder anderen Merkmalen aus Gehirndaten sicherlich erst am Beginn steht. Die modernen Methoden des maschinellen und tiefen Lernens werden hier in den nächsten Jahren weitere Anwendungs- und Forschungsfelder eröffnen.

3. Neurobildgebung in der exemplarischen klinischen Anwendung

Aus den vielfältigen klinischen Anwendungen sollen im Folgenden exemplarisch die Bedeutung der Neurobildgebung für die Diagnostik, Therapie und Rehabilitation des Schlaganfalles sowie neurodegenerativer Erkrankungen am Beispiel der Parkinsonsyndrome dargestellt werden.

---

86 Vgl. Kiehl et al. 2018.

87 Vgl. Delfin et al. 2019.

88 Vgl. Steele et al. 2017.

89 Für eine Übersicht vgl. Tortora et al. 2020; ibid.; Vgl. zweiter Teil (Rechtliche Aspekte) des vorliegenden Sachstandsberichts.

3.1 Schlaganfall

Die moderne Neurobildgebung ist in der Diagnostik des akuten Schlaganfalls unentbehrlich geworden. Sie liefert Informationen über die pathophysiologische Grundlage des neurologischen Defizits einschließlich des Ausschlusses oder Vorhandensein einer Blutung, des Ortes eines Gefäßverschlusses, der Größe des Infarktkerns und des minderperfundierten, potenziell bedrohten Hirngewebes, der sogenannten Penumbra. CT und MRT haben komplementäre Stärken bei der Aufdeckung der Schlaganfallphysiologie. Mit dem Nicht-Kontrast-CT kann eine parenchymale Blutung definitiv identifiziert werden.[90] Auch die MRT kann mit hoher Zuverlässigkeit parenchymale Blutungen erkennen, insbesondere wenn suszeptibilitätsgewichtete Bildgebungssequenzen verwendet werden. Nach der klinischen Feststellung des neurologischen Defizits ist die Identifizierung des für den Schlaganfall verantwortlichen Gefäßverschlusses für das weitere Vorgehen essenziell. Dies kann mit einer *CT- oder MR-Angiographie* (CTA/MRA) erfolgen. Mit moderner Multidetektor-CT-Technologie kann das arterielle System vom Aortenbogen bis zum Scheitelpunkt in weniger als einer Minute dargestellt werden. Die Zuverlässigkeit der CTA ist mit einer Sensitivität und Spezifität von >95 % im Vergleich zur digitalen Subtraktionsangiographie sehr hoch.[91] Moderne CT-Scanner ermöglichen eine schnelle Rekonstruktion und Präsentation der Bilder sowie die direkte Visualisierung des Embolus als Ursache für einen Hirnarterienverschluss. Die Länge des Embolus kann dabei prognostische Informationen über die Wirksamkeit der Thrombolysetherapie liefern.[92] Die vaskuläre Bildgebung mittels MRT ist ebenfalls hilfreich, wenn auch weniger zuverlässig als die CTA. Mit der dreidimensionalen Time-of-Flight MRA des intrakraniellen Blutkreislaufes können proximale Verschlüsse der Hauptarterien mit einer Sensitivität von ca. 85 % und einer Spezifität von über 90 % identifiziert werden.[93]

---

90 Vgl. Warner et al. 2019.

91 Vgl. Bash et al. 2005; Vgl. Deipolyi et al. 2012.

92 Vgl. Kamalian et al. 2013; Vgl. Yoo et al. 2013.

93 Vgl. Bash et al. 2005.

3.1.1 Bildgebung des Infarktkerns und der Penumbra

Die Bildgebung des frühen Infarktkerns gehört zu den wichtigsten Faktoren zur Beurteilung der Prognose und zur Steuerung der Behandlung. Bei einem akuten Hirninfarkt durch Verschluss einer Hirnarterie, z. B. der *Arteria cerebri media*, sind der Infarktkern und die Penumbra keine unabhängigen Parameter, sondern durch den Kollateralkreislauf miteinander verbunden. Wenn der Infarktkern klein ist, ist die Penumbra groß und umgekehrt. Daher kann aus der Darstellung des Kerns auf die Größe der Penumbra geschlossen werden. Die Kerngröße gibt dabei nicht nur Aufschluss über die wahrscheinliche minimale Endgröße des Infarktes, sondern ist auch ein indirektes Maß für den Kollateralkreislauf. Ein kleiner Kern ist ein zuverlässiger Marker für einen guten Kollateralkreislauf. Wegen der kritischen Natur dieser Information ist es wichtig, dass die Messung des Infarktkerns möglichst früh und genau ist. Die *Diffusions-MRT* (DWI) ist sehr zuverlässig und die beste verfügbare Methode für die Früherkennung und Darstellung des Infarktkerns. Sie ist fast 100 % sensitiv und spezifisch in der Diagnose des akuten Schlaganfalls und ist der CT deutlich überlegen.[94] Ein akuter Infarkt erzeugt eine kontrastreiche DWI Signaländerung, deren Volumen relativ einfach zu quantifizieren ist. Das CT ist zwar auch relativ spezifisch für einen Infarkt, wenn eine Hypodensität deutlich sichtbar ist, aber solche Veränderungen treten erst später im Verlauf auf. Mit der *CT-Perfusion* ist eine reliable Abbildung des frühen Infarktkerns nur dann möglich, wenn es keinen oder nur einen geringen Kollateralkreislauf gibt.

Studien mittels Diffusions- und Perfusions-MRT haben ergeben, dass ein erheblicher Anteil der Patient*innen viele Stunden nach dem Auftreten von Schlaganfallsymptomen einen kleinen Infarktkern und eine große Penumbra, ein sogenanntes *Diffusions-/Perfusions-Mismatch* (DWI/PWI-Mismatch), aufweist. In einer Studie an 56 Schlaganfallpatient*innen, die sich 3–6 Stunden nach Schlaganfallbeginn vorstellten, wiesen 77 % der Patient*innen ein großes DWI/PWI-Mismatch von 50 % des DWI-Läsionsvolumens auf.[95] Eine weitere Studie an 109 Patient*innen mit Schlaganfällen fand, dass über die Hälfte von ihnen nach 9 Stunden noch ein DWI/PWI-Mismatch

94 Vgl. Schellinger et al. 2010.
95 Vgl. Ribo et al. 2005.

Volumen von 160 % oder mehr aufwiesen.[96] Die Feststellung, dass ein großer Teil der Patient*innen viele Stunden nach dem Auftreten der Schlaganfallsymptome ein großes Diffusions-/Perfusions-Mismatch aufweist, zeigt, dass es erhebliche Unterschiede in den Infarktwachstumsraten gibt und die Bildgebung daher essenzielle Informationen für Therapie und Prognose liefert.

3.1.2 Bildgebung und Zeitpunkt des Schlaganfallbeginns

Eine weitere wichtige Anwendung der Bildgebung ist die Verwendung der MRT zur Abschätzung des Zeitpunkts des Schlaganfallbeginns bei Patient*innen mit unbekanntem Beginn der klinischen Symptomatik, z. B. bei Auftreten während des Schlafes. Dieser Ansatz macht sich die Beobachtung zunutze, dass FLAIR (*fluid-attenuated inversion recovery*) Signalveränderungen mehrere Stunden nach der Änderung des Diffusionssignals sichtbar werden. Das Vorhandensein dieses sog. DWI-FLAIR-Mismatch wurde zunächst in einer retrospektiven Studie bei Patient*innen mit einem Symptombeginn innerhalb von 4,5 Stunden identifiziert.[97] Daraufhin konnte in einer prospektiven klinischen Studie gezeigt werden, dass Patient*innen mit akutem Schlaganfall und unbekanntem Zeitpunkt des Symptombeginns bei entsprechendem DWI-FLAIR-Mismatch therapeutisch signifikant von einer intravenösen Thrombolyse mit Alteplase profitieren.[98] Die Bildgebung bestimmt damit das therapeutische Vorgehen bei Schlaganfällen, mit denen die zu behandelnde Person aufwacht und der Zeitpunkt des Symptombeginns unklar ist. Die Bildgebung des akuten ischämischen Schlaganfalls mit CT und MRT liefert in der Klinik wichtige diagnostische und prognostische Informationen, die von großer Bedeutung für Therapieentscheidungen sind. Die beiden Modalitäten liefern dabei komplementäre Informationen zum strukturellen und funktionellen Zustand des Gehirns der zu behandelnden Person.

[96] Vgl. Copen et al. 2009.
[97] Vgl. Thomalla et al. 2011.
[98] Vgl. Thomalla et al. 2018.

3.1.3 Bildgebung und Funktionserholung nach Schlaganfall

Die Neurobildgebung kann auch relevante Information für die Vorhersage der funktionellen Erholung und des langfristigen Ergebnisses nach einem Schlaganfall liefern. Die strukturelle MRT Bildgebung des initialen Infarktvolumens, gemessen innerhalb von 72 Stunden nach Beginn des ischämischen Schlaganfalls hat sich neben Alter und NIHSS-Score als unabhängiger Prädiktor für das klinische Ergebnis nach 90 Tagen gezeigt.[99] Die Prognose hängt ferner von der Lokalisation der ischämischen Hirnschädigung ab. In der inneren Kapsel gelegene Läsionen haben eine schlechtere Prognose für die Wiederherstellung der Handmotorik nach einem Jahr als Schlaganfälle in der *Corona radiata* oder dem motorischen Kortex und der Nachweis eines Hirnödems prognostiziert ein schlechtes Outcome bei nicht-lakunärem ischämischem Schlaganfall.[100]

Hochauflösende strukturelle MRT-Sequenzen identifizieren selbst kleinste Schlaganfallläsionen, aber der Zusammenhang von Läsionsgröße und klinischem Defizit ist wesentlich von der Lage der Läsion abhängig. Kleine Läsionen der subkortikalen weißen Substanz oder des Hirnstamms können überproportionale klinische Ausfälle hervorrufen. Die Beteiligung des kortikospinalen Traktes durch die ischämische Läsion ist ein besonders wichtiger Faktor, der die motorische Erholung der oberen Gliedmaßen einschränkt.[101] Hämorrhagische Transformation des Infarktes, visualisiert mittels T2*-gewichteter MRT-Sequenzen ist ein Biomarker für ein potenziell schlechtes Outcome.[102] Auch klinisch asymptomatische Blutungen scheinen ein Prädiktor für ein schlechtes Outcome zu sein.[103]

Die *diffusionsgewichtete Bildgebung* (DWI) bietet ein frühes und sensitives Maß für die Größe und Lage von ischämischen Hirnläsionen. Die Wahrscheinlichkeit, ein ausgezeichnetes neurologisches Ergebnis zu erreichen, verringert sich erheblich mit dem Wachstum des DWI Infarktvolumens in den ersten 5 Tagen nach ischämischem Schlaganfall.[104] Die *Diffusions-Tensor-Bildgebung* (DTI) kann auch zum Nachweis der Schädigung des kortikospinalen Traktes bei Schlag-

---

[99] Vgl. Vogt et al. 2012.
[100] Vgl. Schiemanck et al. 2008; Vgl. Battey et al. 2014.
[101] Vgl. Lindenberg et al. 2010.
[102] Vgl. Strbian et al. 2011.
[103] Vgl. Park et al. 2012.
[104] Vgl. Hand et al. 2006.

anfällen mit motorischen Defiziten eingesetzt[105] und zur Vorhersage des Langzeitverlaufs verwendet werden. Die anfängliche Faserzahlreduktion des betroffenen kortikospinalen Traktes zeigte sich neben Alter und klinischen Scores als ein unabhängiger Prädiktor für die Vorhersage des motorischen Ergebnisses.[106] Das Ausmaß der Schädigung des kortikospinalen Trakts nach einem *Corona-Radiata*-Infarkt korreliert mit der motorischen Funktion der betroffenen Hand sechs Monate später.[107] Anterograde und retrograde Degenerationen des Pyramiden-Traktes nach Schlaganfall können mittels DTI sichtbar gemacht werden und gehen einher mit einer Verschlechterung motorischer Funktionen. Ein Modell, das auf den Ergebnissen von 11 Studien entwickelt wurde, zeigte, dass der DTI Parameter *fraktionale Anisotropie (FA)* ein signifikanter Prädiktor für die motorische Erholung der oberen Gliedmaßen nach ischämischem Schlaganfall ist.[108] Die Effizienz und das individuelle Genesungspotenzial einer rehabilitativen Therapie können aus DTI-Parametern einzelner Fasertrakte und der Kombination mehrerer Fasertrakte vorhergesagt werden.[105] Auch nicht-motorische Bahnen können mittels DTI untersucht und ihre Schädigung mit höheren Hirnfunktionen korreliert werden. So sind niedrigere FA-Werte im *Fasziculus arcuatus* der linken Hemisphäre mit einer Sprachverständnisstörung assoziiert[109] und die Erholung der Aphasie ist besser, wenn sich der linke *Fasciculus arcuatus* mittels DTI intakt darstellen lässt.[110] Diese Befunde zeigen, dass die strukturelle Konnektivität in Netzwerken, gemessen mit DTI, wahrscheinlich wichtiger für die Funktionserholung nach Schlaganfall ist als das Ausmaß der primären strukturellen Läsion. Trotz dieser vielversprechenden Ergebnisse reichen die einzelnen Marker für die strukturelle Integrität (CT, MRI und DT) nicht aus, um eine zuverlässige Erholung nach einem Schlaganfall vorherzusagen. Ihre Aussagekraft kann durch die Hinzunahme funktioneller Biomarker verbessert werden.[111] Die funktionelle Konnektivität zwischen kortikalen und subkortikalen Komponenten von neuronalen Netzwerken bestimmt die Fähigkeit zur Reorganisation und Erholung. Die Visualisierung

105 Vgl. Jang 2010.
106 Vgl. Bigourdan et al. 2016.
107 Vgl. Radlinska et al. 2010.
108 Vgl. Kumar et al. 2016.
109 Vgl. Lindenberg et al. 2012.
110 Vgl. Kim and Jang 2013.
111 Vgl. Kim and Winstein 2017.

der gestörten Interaktion in funktionellen Netzwerken und deren Reorganisation nach fokaler Hirnschädigung ist die Domäne der funktionellen Neurobildgebung. Insbesondere die fMRT hat unsere Erkenntnisse über die neuronalen Mechanismen, die der Reorganisation des Gehirns nach einem Schlaganfall zugrunde liegen, stark erweitert. Mehrere fMRT-Studien bei Patient*innen mit einem motorischen Schlaganfall haben gezeigt, dass die Aktivierungen nicht nur in Netzwerken der betroffenen Hemisphäre, sondern auch in denen der nicht betroffenen Hemisphäre verändert sind.[112] Eine stärkere Rekrutierung der nicht betroffenen Hemisphäre ist innerhalb der ersten Woche nach dem Schlaganfall zu beobachten und tritt vor allem bei schwerer betroffenen Patient*innen auf.[113] Im Gegensatz dazu ist die Aktivität in der betroffenen Hemisphäre in den ersten Tagen nach dem Schlaganfall meist verringert. Ähnliche Effekte wurden auch für andere Funktionssysteme berichtet, z. B. für das Sprachsystem bei Patient*innen mit Aphasie.[114] Im motorischen System korrelieren erste Anstiege der Hirnaktivität mit einer funktionellen Erholung.[115] Längsschnittstudien haben gezeigt, dass diese Aktivitätssteigerungen ein vorübergehendes Phänomen bei Patient*innen darstellen, die sich 3 Monate später funktionell gut erholen.[116] Bei Patient*innen mit persistierenden Defiziten bleibt in der Regel eine Überaktivität der nicht betroffenen Hemisphäre erhalten.[117]

Um die Rolle eines bestimmten Areals für das gesamte Netzwerk zu analysieren, haben sich rechnerische Modelle der Konnektivität als nützlich erwiesen.[118] Die Anwendung von *dynamischer kausaler Modellierung* (DCM)[119] auf fMRT-Daten von Patient*innen, die mehrere Wochen nach erlittenem Schlaganfall Bewegungen mit ihrer betroffenen Hand ausführten, zeigte, dass der nicht betroffene primäre motorische Kortex einen hemmenden Einfluss auf die Aktivität des betroffenen motorischen Kortex ausübt, wobei stärker beeinträchtigte Patient*innen eine größere Hemmung aufwiesen und eine

112 Vgl. Rehme et al. 2012.
113 Vgl. Rehme et al. 2011.
114 Vgl. Stockert et al. 2020.
115 Vgl. Rehme et al. 2011.
116 Vgl. Grefkes and Fink 2014.
117 Vgl. Wang et al. 2012.
118 Vgl. Grefkes and Fink 2014.
119 Vgl. Friston et al. 2003.

schlechtere Erholung zeigten.[120] Im Gegensatz dazu waren stärkere Zunahmen der Konnektivität zwischen prämotorischen Arealen und dem motorischen Kortex der betroffenen Hemisphäre mit einer guten motorischen Erholung assoziiert. Ein gutes motorisches Ergebnis nach Schlaganfall ist demnach mit der Wiederherstellung einer zur betroffenen Hemisphäre lateralisierten Netzwerkkonfiguration verbunden und ähnelt damit der Situation, die bei gesunden Proband*innen beobachtet wird.[121] Bei Patient*innen mit guter Funktionserholung kann jedoch auch die gesunde Hemisphäre einen unterstützenden Einfluss ausüben.[122]

Die Erholung von schlaganfallbedingten Beeinträchtigungen steht in engem Zusammenhang mit Netzwerkveränderungen, die mit der funktionellen Bildgebung zunehmend genauer charakterisiert werden können. Eine Kombination von strukturellen und funktionellen Bildgebungsverfahren verbessert die Vorhersage des motorischen Outcomes nach Schlaganfall: Läsionen werden mit T1-gewichtetem MRT kartiert, DWI mit DTI misst die strukturelle Konnektivität sowie die Intaktheit des kortikospinalen Traktes, fMRI im Ruhezustand nach Schlaganfall misst die funktionelle Konnektivität zwischen den verschiedenen Regionen eines Netzwerks und Aktivierungs-fMRT zeigt die Regionen an, die an einer Funktion beteiligt sind, auch wenn aufgrund einer Schädigung der primären Zentren alternative Regionen rekrutiert werden.[123] Diese Kombination von Bildgebungsmarkern erlaubt die Einteilung von Patient*innen in verschiedene Untergruppen in Bezug auf den wahrscheinlichen Ausgang und kann bei der Auswahl spezifischer Therapiestrategien in der Rehabilitation genutzt werden.

Die meisten fMRT-Studien zeigen die Rekrutierung eines weit verbreiteten bihemisphärischen Netzwerkes bei aktiven oder passiven Bewegungen. Veränderungen werden in der geschädigten und der nicht geschädigten Hemisphäre beobachtet, aber die ipsilaterale Aktivierung des motorischen Kortex ist nach der Erholung vom Schlaganfall konsistent stärker für die Bewegung paretischer Finger. Bewegungen der nicht betroffenen Hand gehen wie bei gesunden Proband*innen mit einer Aktivierung der nicht geschädigten Groß-

120 Vgl. Grefkes et al. 2008.

121 Vgl. Grefkes and Fink 2014; Vgl. Wang et al. 2011.

122 Vgl. Pool et al. 2018.

123 Vgl. Horn et al. 2016.

hirnrinde einher. Zusätzlich ist das Ausmaß der Aktivierung im motorischen Kortex vergrößert und erstreckt sich normalerweise auf den prämotorischen und den insulären Kortex, was die Bedeutung der ipsilateralen kortikalen Rekrutierung bei der motorischen Erholung unterstreicht.[124]

3.1.4 MEG und Schlaganfall

Im Vergleich zu MRT und CT spielen MEG und EEG eine untergeordnete Rolle bei der Untersuchung von Patient*innen mit Schlaganfällen. Prinzipiell eignet sich die MEG gut für die Analyse neurophysiologischer Veränderungen nach einem Schlaganfall, da die MEG Signale im Gegensatz zur fMRT nicht primär von hämodynamischen Veränderungen abhängig sind, sondern direkt die neuronale Aktivität messen. Bei Patient*innen mit chronischem Schlaganfall hat die MEG fokale Verlangsamungen oszillatorischer Aktivität im periläsionalen Gewebe[125] sowie eine reduzierte Komplexität der Aktivität, bestimmt durch das Maß der Entropie, gezeigt.[126] Die Ableitung *somatosensorisch evozierter Felder* (SEFs) auf elektrische oder taktile Stimulation kann krankheits- und erholungsbedingte Veränderungen der neuronalen Verarbeitung sowohl im primären als auch im sekundären somatosensorischen Kortex nach einem Schlaganfall anzeigen. Die Normalisierung der SEFs ist oft mit der Wiederherstellung der Handfunktionen assoziiert.[127] Da SEFs reliabel reproduzierbar sind und ohne aktive Kooperation der Patient*innen registriert werden können, sind sie gut für Verlaufsstudien an akuten Schlaganfallpatient*innen geeignet. Eine mit der Wiederherstellung der Handfunktion einhergehende Veränderung der kortikalen Erregbarkeit lässt sich mit MEG durch veränderte Reaktivität des oszillatorischen 20-Hz-Rhythmus des Motorkortex auf taktile Stimulation und passive Bewegungen monitoren.[128] Eine systematische Übersichtsarbeit zum Zusammenhang von MEG und EEG Untersuchungen mit sensomotorischen Beeinträchtigungen der oberen Extremitäten nach einem Schlaganfall hat ergeben, dass das Vorhandensein von SEFs in der

---

[124] Vgl. Loubinoux 2007.
[125] Vgl. Butz et al. 2004.
[126] Vgl. Chu et al. 2015.
[127] Vgl. Roiha et al. 2011; Vgl. Forss et al. 2012.
[128] Vgl. Laaksonen et al. 2012; Vgl. Parkkonen et al. 2017.

akuten Phase des Schlaganfalls mit einer besseren motorischen Erholung einhergeht und dass ein interhemisphärisches Ungleichgewicht oszillatorischer Aktivität mit einer funktionellen Beeinträchtigung der oberen Extremität assoziiert ist.[129]

3.2 Neurodegenerative Erkrankungen

Beispielhaft für neurodegenerative Erkrankungen soll die zunehmende Bedeutung der MRT Bildgebung für die Diagnose und Differenzialdiagnose der neurodegenerativen Parkinsonsyndrome dargestellt werden. Bis vor wenigen Jahren hatte die MRT Bildgebung hier lediglich die Funktion, andere Erkrankungen differenzialdiagnostisch auszuschließen.

Die klinische Diagnose und Differenzialdiagnose von neurodegenerativen Parkinsonsyndromen wie Morbus Parkinson (PD), Demenz mit Lewy-Körperchen (DLB), Multisystematrophie (MSA), progressive supranukleäre Parese (PSP) und kortikobasales Syndrom (CBS) ist auch für eine medizinische Fachperson, die in der Neurologie spezialisiert ist, oft eine Herausforderung[130] und besonders fehleranfällig in frühen Krankheitsstadien. Daher wird intensiv nach Biomarkern in der Bildgebung für diese Erkrankungen geforscht. Klassischerweise wird die anatomische Standardbildgebung mittels T1-gewichtetem MRT (1,5 T und 3 T) bei M. Parkinson bis auf allgemein regressive Veränderungen in fortgeschrittenen Stadien als normal angesehen. Allerdings haben neuere Entwicklungen in der strukturellen Bildgebung in den letzten Jahren die räumliche Auflösung und Spezifität verbessert. Zu nennen sind z.B. Hochfeld- (3 Tesla) und Ultra-Hochfeld-MRT (≥ 7 Tesla) mit beschleunigter Bildakquisition sowie neue MR-Sequenzen, die empfindlich auf Neuromelanin oder Eisen reagieren. Dies ermöglicht die gezielte Untersuchung von kleinen Hirnstammkernen und in Kombination mit molekularer Bildgebung die Erfassung von Dysfunktionen dopaminerger, serotonerger, cholinerger und noradrenerger Projektionen, die bei Morbus Parkinson frühzeitig verändert sind.

Im Fokus der Bildgebungsforschung neurodegenerativer Parkinsonsyndrome liegen, neben der Verbesserung der Diagnose und Dif-

129 Vgl. Tedesco Triccas et al. 2019.

130 Vgl. Rizzo et al. 2016.

ferenzialdiagnose der Parkinson-Krankheit, die Erfassung der Prodromalphase und Identifizierung klinisch prämanifester Patient*innen, die von einer krankheitsmodifizierenden Intervention profitieren würden. Ferner ist die Entwicklung prognostischer Marker für die Progression der Krankheit und die Identifizierung prädiktiver Marker für das Ansprechen auf die Behandlung von enormer Bedeutung.

Eine naheliegende Region, um nach Veränderungen bei PD zu suchen, ist die *Substantia nigra* (SN), wo die Neurodegeneration bevorzugt in der *Pars compacta* stattfindet und zu einem massiven Verlust von dopaminergen Nervenzellen führt. Die Hochfeld-MRT und neuartige MRT Sequenzen, die sensitiv für nigrale Pigmente und Eisenablagerungen sind, haben eine hochauflösende nigrale Bildgebung mit qualitativen und quantitativen Messungen von strukturellen Schäden in der SN ermöglicht. Mittels Neuromelanin-sensitiver Bildgebung können qualitative Veränderungen, die strukturelle Schäden widerspiegeln, als Reduktion der Größe und Signalintensität in der SN visualisiert werden. Dabei korreliert die Abnahme des Neuromelaninvolumens mit dem Ausmaß motorischer Beeinträchtigung und der Krankheitsdauer.[131] Darüber hinaus wird eine größere Volumenreduktion und Signalabnahme in der SN kontralateral zur klinisch stärker betroffenen Seite beobachtet, was die motorische Asymmetrie bei PD und möglicherweise das Ausmaß des dopaminergen Zellverlusts bei Patient*innen mit PSP widerspiegelt.[132] Interessanterweise konnte gezeigt werden, dass Patient*innen mit einer idiopathischen REM-Schlaf-Verhaltensstörung, die einen hohen Risikofaktor für die Entwicklung eines PD darstellt, ähnlich wie PD-Patient*innen selbst einen Neuromelaninverlust im *Locus coeruleus* haben[133], so dass es sich hier um einen potenziellen Biomarker für das PD Prodromalstadium handeln könnte.

Mit eisensensitiven MR-Sequenzen (T2*-gewichtet, Suszeptibilitäts-gewichtetes Imaging) können strukturelle Schäden in der SN *pars compacta* durch den Verlust eines kommaförmigen hyperintensen Signals visualisiert werden, das wahrscheinlich dem Nigrosom-1, einer Ansammlung von dopaminergen Neuronen, entspricht. Die Sensitivität und Spezifität liegt bei über 90 % für PD gegenüber Kon-

---

131 Vgl. Taniguchi et al. 2018.

132 Ibid.; Vgl. Ariz et al. 2019; Vgl. Castellanos et al. 2015; Vgl. Prasad et al. 2018.

133 Vgl. Ehrminger et al. 2016.

trollen.[134] Höhere Feldstärken als 3 T lassen hier in Zukunft noch bessere Ergebnisse erwarten.

Zunehmend wird auch *das quantitative Suszeptibilitätsmapping* (QSM) zur Abbildung der Eisenablagerung in der SN bei frühen PD-Patient*innen eingesetzt. QSM zeigt höhere Suszeptibilitätswerte auf der stärker betroffenen Seite in der SN.[135] QSM bei PD-Patient*innen liefert auch eine verbesserte Visualisierung des *Nucleus subthalamicus* und des Globus *pallidus internus,* was für die genaue neurochirurgische Platzierung von DBS Elektroden von Bedeutung ist.[136]

Zusätzlich können strukturelle Schäden der SN mit der diffusionsgewichteten Bildgebung (DWI) bei PD-Patient*innen frühzeitig nachgewiesen und quantifiziert werden. Darüber hinaus deuten neue Bi-Tensor-Schätzungsmethoden auf erhöhtes freies Wasser in der SN, was wahrscheinlich einen erhöhten extrazellulären Raum als Folge der nigralen Degeneration sowohl bei frühem PD als auch atypischen neurodegenerativen Parkinson-Syndormen (MSA und PSP) darstellt.[137] Bei PD-Patient*innen nehmen diese Veränderungen über die ersten 4 Jahre nach der Diagnose zu und korrelieren mit dem putaminalen dopaminergen Defizit[138], was sie zu einem potenziellen Biomarker für die Progression bei frühem PD machen.

Pathologische Veränderungen bei PD sind nicht auf die SN beschränkt und erstrecken sich selbst im Frühstadium auf weitere subkortikale und kortikale Strukturen. Insbesondere die dopaminergen Projektionen zu den Basalganglien sind bei PD frühzeitig sowohl funktionell als auch strukturell verändert, wie in großen *de-novo*-Kohorten der *Parkinson's Progression Marker Initiative* (PPMI) der *Michael J. Fox Foundation* gezeigt.[139] Beispielsweise lassen sich schon früh im Krankheitsverlauf mit quantitativ morpometrischen Methoden eine Atrophie des hinteren Caudatum und des Putamen sowie longitudinale Diffusivitätsveränderungen im Putamen, Hirnstamm und der subkortikalen weißen Substanz nachweisen.[140] Mit neueren Methoden der Netzwerkanalyse können subtile, über das Gehirn verteilte strukturelle Veränderungen bei Morbus Parkinson beobachtet

134 Vgl. Mahlknecht et al. 2017.
135 Vgl. Azuma et al. 2016.
136 Vgl. Cong et al. 2020.
137 Vgl. Ofori et al. 2015; Vgl. Planetta et al. 2016.
138 Vgl. Burciu et al. 2017; Vgl. Yang et al. 2019.
139 Vgl. Li et al. 2018.
140 Vgl. Garg et al. 2015; Vgl. Surova et al. 2018; Vgl. Pozorski et al. 2018.

werden, die sich selbst bei de novo PD-Patient*innen über ein weites intrinsisches Netzwerk funktionell verbundener Regionen erstrecken und das Mittelhirn, das basale Vorderhirn, die Basalganglien und den medialen temporalen, insulären, anterioren cingulären und frontalen Kortex umfassen.[141]

Verschiedene MRT Marker haben sich als hilfreich für die Differentialdiagnose neurodegenerativer Parkinsonsyndrome gezeigt. Die Standard MRT Bildgebung des Mittelhirns zeigt aufgrund von tegmentaler Atrophie bei PSP im Vergleich zu PD und MSA häufig schon visuell sichtbare Unterschiede in Form und Volumen des Mittelhirns, bekannt als »Kolibri-Zeichen« und »*Morning Glory Flower*-Zeichen«. Beide Zeichen sind zwar hochspezifisch (≥ 97,7 %), bei Patient*innen mit früher klinischer Diagnose von PSP versus PD oder MSA aber unzureichend sensitiv (35,3 %).[142] Quantitative Messungen der Mittelhirnatrophie und die Verwendung eines Index, der das Verhältnis der Pons- zur Mittelhirnfläche multipliziert mit dem Verhältnis der Breite des mittleren zu den oberen Kleinhirnstielen sowie die Vergrößerung des dritten Ventrikels bei PSP-Patient*innen berücksichtigt, scheint eine gute Differenzierung zwischen PSP und PD oder MSA zu gewährleisten.[143] Auch die automatische Berechnung von Mittelhirnvolumina mit statistischen Segmentierungsverfahren zeigt eine Mittelhirnatrophie bei PSP, aber nicht bei PD und Kontrollen.[144]

Für die klinisch oft schwierige Differenzialdiagnose zwischen PD und MSA haben sich als strukturelle MRT-Marker für eine MSA das »*hot cross bun*«-Zeichen auf der Pons-Ebene als Bildgebungsmarker für den selektiven Verlust der myelinisierten transversalen pontozerebellären Fasern bei Erhalt des kortikospinalen Traktes[145] sowie eine verminderte Breite der mittleren Kleinhirnstiele mit T2-Hyperintensität und mikrostrukturellen Diffusivitätsveränderungen herausgestellt.[146]

Bei der MSA-P finden sich putaminale Veränderungen mit Atrophie, T2* Hypointensität und einem hyperintensen putaminalen

141 Vgl. Zeighami et al. 2015.
142 Vgl. Mueller et al. 2018.
143 Vgl. Quattrone et al. Ibid.; Vgl. Quattrone et al. 2019; Vgl. Kannenberg et al. 2020.
144 Vgl. Taniguchi et al. 2018.
145 Vgl. Schrag et al. 1998; Vgl. Ramli et al. 2015.
146 Vgl. Zanigni et al. 2017.

Randsaum sowie eine erhöhte putaminale Diffusivität.[147] Insgesamt werden bei PSP und MSA ausgeprägtere und weiter verbreitete Diffusivitätsveränderungen in Bahnen der infra- und supratentoriellen weißen Substanz gefunden als bei PD.[148] Beim CBS zeigt das anatomische Standard-MRT typischerweise eine asymmetrische zerebrale Atrophie, vorwiegend im Frontal- und Parietallappen sowie kontralateral zur klinisch am stärksten betroffenen Seite.[149].

Mehrere Resting-State-fMRT-Studien haben funktionelle Veränderungen im zerebello-thalamo-kortikalen Schaltkreis als ein zentrales Merkmal bei PD identifiziert, wobei eine reduzierte Aktivierung des posterioren Putamens mit motorischen Beeinträchtigungen korreliert.[150] Eine gestörte funktionelle Konnektivität im *Default Mode Netzwerk* (DMN) sowie in fronto-parietalen, Salienz- und assoziativen visuellen Netzwerken scheint mit der Entwicklung kognitiver Defizite bei PD einherzugehen.[151] Insbesondere die normale Entkopplung zwischen dem DMN und den fronto-parietalen Netzwerken ist bei PD-Patient*innen mit leichten kognitiven Störungen reduziert.[152] Interessanterweise sind Veränderungen der funktionellen Konnektivität innerhalb des DMN prädiktiv für den späteren kognitiven Abbau bei aktuell kognitiv nicht beeinträchtigten PD-Patient*innen.[153]

Die Untersuchung der dynamischen funktionellen Eigenschaften von *Resting-State*-Netzwerken bei PD-Patient*innen hat zwei Hauptkonfigurationen funktioneller Konnektivität identifiziert: einen häufigeren und stark segregierten Zustand (definiert als »Zustand I«) und einen weniger häufigen, stärker integrierten »Zustand II«. Im Vergleich zu gesunden Proband*innen zeigen PD-Patient*innen eine signifikante Abnahme der Verweildauer in Zustand I, und eine proportionale Zunahme der Verweildauer in Zustand II. Letzterer korreliert mit dem Schweregrad der motorischen Symptome. Der Verlust der funktionellen Segregation zwischen Netzwerken könnte demnach ein Schlüsselelement in der PD Pathophysiologie darstel-

147 Vgl. Baudrexel et al. 2014; Vgl. Bajaj et al. 2017.
148 Vgl. Zanigni et al. 2017.
149 Vgl. Whitwell et al. 2010.
150 Vgl. Helmich et al. 2010; Vgl. Hacker et al. 2012; Vgl. Agosta et al. 2014; Vgl. Akram et al. 2017.
151 Vgl. Amboni et al. 2015; Vgl. Baggio et al. 2015; Vgl. Zhan et al. 2018; Vgl. Shuai et al. 2020.
152 Vgl. Putcha et al. 2015.
153 Vgl. van Eimeren et al. 2009; Vgl. Tessitore et al. 2012.

len.[154] Unbehandelte PD Patient*innen im Frühstadium zeigen eine verringerte Wechselrate zwischen den dynamischen Zuständen, die mit der Krankheitsschwere korreliert und daher einen funktionellen Konnektivitätsmarker des frühen PD darstellen könnte.[155]

Die Demenz mit Lewy-Körperchen (DLB) ist gekennzeichnet durch kognitive Fluktuationen, Parkinsonismus und visuelle Halluzinationen.[156] Klassische statische Resting-State-fMRI-Studien haben Reduktionen der funktionellen Konnektivität in weit verbreiteten Hirnnetzwerken bei DLB-Patient*innen gefunden, wobei die Entkopplung kortikaler und subkortikaler Areale innerhalb der Aufmerksamkeits-Exekutiv-Netzwerke mit den kognitiven Fluktuationen korreliert.[157] Im Einklang mit der transienten Natur einiger Hauptmerkmale der DLB, wie kognitive Fluktuationen und Halluzinationen, haben dynamische funktionelle Konnektivitäts-Studien signifikante Unterschiede bei DLB-Patient*innen im Vergleich zu gesunden Proband*innen in visuellen okzipito-parieto-frontalen Netzwerken sowie dem rechten fronto-parietalen Aufmerksamkeitsnetzwerk beschrieben. Die Befunde legen nahe, dass die zeitlich-dynamische Trennung zwischen diesen Netzwerken bei DLB verändert ist.[158]

Insgesamt eröffnet die multimodale strukturelle und funktionelle MR Bildgebung durch die Kombination mehrerer Marker vielversprechende Perspektiven für die Diagnose, die Identifizierung prognostischer Untergruppen, die Prädiktion des Krankheitsverlaufs und der Behandlung von PD sowie anderer neurodegenerativer Erkrankungen. Zunehmend werden auch *Machine-Learning*-Algorithmen für die diagnostische Analyse von *Resting-State*-fMRT bei Parkinsonsyndromen angewandt.[159]

MEG wurde in Untersuchungen an Parkinson Patient*innen eingesetzt, um oszillatorische Netzwerke zu identifizieren, die dem PD Ruhetremor, der Akinese beim Parkinson und kognitiven Defiziten

154 Vgl. Kim et al. 2017.
155 Vgl. Cordes et al. 2018; Vgl. Zhuang et al. 2018.
156 Vgl. McKeith et al. 2017.
157 Vgl. Peraza et al. 2014.
158 Vgl. Sourty et al. 2016.
159 Vgl. Rubbert et al. 2019.

zugrunde liegen.[160] In jüngerer Zeit wurden MEG-Aufzeichnungen auch mit tiefer Hirnstimulation kombiniert, um die Modulation der Konnektivität innerhalb verschiedener Ruhezustandsnetzwerke zu analysieren.[161] Diese Studien kombinieren meist MEG mit EMG und mit Ableitungen von lokalen Feldpotentialen aus tiefen Hirnstrukturen. Obwohl MEG derzeit noch nicht in der klinisch neurophysiologischen Routine angewandt wird, bieten die oszillatorischen Netzwerkanalysen einen vielversprechenden Ansatz für eine künftige Anwendung in der Diagnose und Behandlung von PD und anderen neurodegenerativen Erkrankungen.[162]

Literaturverzeichnis

Agosta, F. / Caso, F. / Stankovic, I. / Inuggi, A. / Petrovic, I. / Svetel, Y. / Kostic, V.S. / Filippi, M. (2014): Cortico-striatal-thalamic network functional connectivity in hemiparkinsonism. In: Neurobiol Aging. 35 (11), 2592–2602.

Akram, H. / Wu, C. / Hyam, J. / Foltynie, T. / Limousin, P. / De Vita, E. / Yousry, T. / Jahanshahi, M. / Hariz, M. / Behrens, T. / Ashburner, J. / Zrinzo, L. (2017): l-Dopa responsiveness is associated with distinctive connectivity patterns in advanced Parkinson's disease. In: Mov Disord, 32 (6), 874–883.

Al Zoubi, O. / Ki Wong, C. / Kuplicki, R.T. / Yeh, H.W. / Mayeli, A. / Refai, H. / Paulus, M. / Bodurka, J. (2018): Predicting age from brain EEG Signals. A Machine Learning approach. In: Front Aging Neurosci, 10, 184.

Amboni, M. / Tessitore, A. / Esposito, F. / Santangelo, G. / Picillo, M. / Vitale, C. / Giordano, A. / Erro, R. / de Micco, R. / Corbo, D. / Tedeschi, G. / Barone, P. (2015): Resting-state functional connectivity associated with mild cognitive impairment in Parkinson's disease. In: J Neurol, 262 (2), 425–434.

Antonakakis, M. / Dimitriadis, S.I. / Zervakis, M. / Micheloyannis, S. / Rezaie, R. / Babajani-Feremi, A. / Zouridakis, G. / Papanicolaou, A.C. (2016): Altered cross-frequency coupling in resting-state MEG after mild traumatic brain injury. In: Int J Psychophysiol, 102, 1–11.

Ariz, M. / Abad, R.C. / Castellanos, G. / Martinez, M. / Munoz-Barrutia, A. / Fernandez-Seara, M.A. / Pastor, P. / Pastor, M.A. / Ortiz-de-Solorzano, C. (2019): Dynamic Atlas-based segmentation and quantification of neuromelanin-rich brainstem structures in Parkinson disease. In: IEEE Trans Med Imaging, 38 (3), 813–823.

Aydin, U. / Vorwerk, J. / Dumpelmann, M. / Kupper, P. / Kugel, H. / Heers, M. / Wellmer, J. / Kellinghaus, C. / Haueisen, J. / Rampp, S. / Stefan, H. /

[160] Vgl. Hirschmann et al. 2013; Vgl. Hirschmann et al. 2013; Vgl. Olde Dubbelink et al. 2014.

[161] Vgl. Oswal et al. 2016.

[162] Vgl. Litvak et al. 2021; Vgl. Gratwicke et al. 2020.

Wolters, C.H. (2015): Combined EEG/MEG can outperform single modality EEG or MEG source reconstruction in presurgical epilepsy diagnosis. In: PLoS One, 10 (3), e0118753.

Azuma, M. / Hirai, T. / Yamada, K. / Yamashita, S. / Ando, Y. / Tateishi, M. / Iryo, Y. / Yoneda, T. / Kitajima, M. / Wang, Y. / Yamashita, Y. (2016): Lateral asymmetry and spatial difference of iron deposition in the substantia nigra of patients with Parkinson disease measured with Quantitative Susceptibility Mapping. In: AJNR Am J Neuroradiol, 37 (5), 782–788.

Baggio, H.C. / Segura, B. / Sala-Llonch, R. / Marti, M.J. / Valldeoriola, F. / Compta, Y. / Tolosa, E. / Junque, C. (2015): Cognitive impairment and resting-state network connectivity in Parkinson's disease. In: Hum Brain Mapp, 36 (1), 199–212.

Baillet, S. / Friston, K. / Oostenveld, R. (2011): Academic software applications for electromagnetic brain mapping using MEG and EEG. In: Comput Intell Neurosci, 2011, 972050.

Bajaj, S. / Krismer, F. / Palma, J.A. / Wenning, G.K. / Kaufmann, H. / Poewe, W. / Seppi, K. (2017): Diffusion-weighted MRI distinguishes Parkinson disease from the parkinsonian variant of multiple system atrophy. A systematic review and meta-analysis. In: PLoS One, 12 (12), e0189897.

Bamberg, F. / Kauczor, H.U. / Weckbach, S. / Schlett, C.L. / Forsting, M. / Ladd, S.C. / Greiser, K.H. / Weber, M.A. / Schulz-Menger, J. / Niendorf, T. / Pischon, T. / Caspers, S. / Amunts, K. / Berger, K. / Bulow, R. / Hosten, N. / Hegenscheid, K. / Kroncke, T. / Linseisen, J. / Gunther, M. / Hirsch, J.G. / Kohn, A. / Hendel, T. / Wichmann, H.E. / Schmidt, B. / Jockel, K.H. / Hoffmann, W. / Kaaks, R. / Reiser, M.F. / Volzke, H. (2015): M.R.I.S.I. German National Cohort, Whole-body MR imaging in the German National Cohort: rationale, design, and technical background. In: Radiology, 277 (1), 206–220.

Barnes, G.R. / Hillebrand, A. / Fawcett, I.P. / Singh, K.D. (2004): Realistic spatial sampling for MEG beamformer images. In: Hum Brain Mapp, 23 (2): p. 120–127.

Bash, S. / Villablanca, J.P. / Jahan, R. / Duckwiler, G. / Tillis, M. / Kidwell, C. / Saver, J. / Sayre, J. (2005): Intracranial vascular stenosis and occlusive disease: evaluation with CT angiography, MR angiography, and digital subtraction angiography. In: AJNR Am J Neuroradiol, 26 (5), 1012–1021.

Bassett, D.S. / Bullmore, E.T. (2017): Small-World Brain Networks Revisited. In: Neuroscientist, 23 (5), 499–516.

Battey, T.W. / Karki, M. / Singhal, A.B. / Wu, O. / Sadaghiani, S. / Campbell, B.C. / Davis, S.M. / Donnan, G.A. / Sheth, K.N. / Kimberly, W.T. (2014): Brain edema predicts outcome after nonlacunar ischemic stroke. In: Stroke, 45 (12), 3643–3648.

Baudrexel, S. / Seifried, C. / Penndorf, B. / Klein, J.C. / Middendorp, M. / Steinmetz, H. / Grunwald, F. / Hilker, R. (2014): The value of putaminal diffusion imaging versus 18-fluorodeoxyglucose positron emission tomography for the differential diagnosis of the Parkinson variant of multiple system atrophy. In: Mov Disord, 29 (3), 380–387.

Bauer, M. / Stenner, M.P. / Friston, K.J. / Dolan, R.J. (2014): Attentional modulation of alpha/beta and gamma oscillations reflect functionally distinct processes. In: J Neurosci, 34 (48), 16117–16125.

Baumgarten, T.J. / Schnitzler, A. / Lange, J. (2016): Prestimulus alpha power influences tactile temporal perceptual discrimination and confidence in decisions. In: Cereb Cortex, 26 (3), 891–903.

Besteher, B. / Gaser, C. / Nenadic, I. (2019): Machine-learning based brain age estimation in major depression showing no evidence of accelerated aging. In: Psychiatry Res Neuroimaging, 290, 1–4.

Biasiucci, A. / Franceschiello, B. / Murray, M.M. (2019): Electroencephalography. In: Curr Biol, 29 (3): R80-R85.

Bigourdan, A. / Munsch, F. / Coupe, P. / Guttmann, C.R. / Sagnier, S. / Renou, P. / Debruxelles, S. / Poli M. / Dousset, V. / Sibon, I. / Tourdias, T. (2016): Early fiber number ratio is a surrogate of corticospinal tract integrity and predicts motor recovery after stroke. In: Stroke, 47 (4), 1053–1059.

Biswal, B.B. / Mennes, M. / Zuo, X.N. / Gohel, S. / Kelly, C. / Smith, S.M. / Beckmann, C.F. / Adelstein, J.S. / Buckner, R.L. / Colcombe, S. / Dogonowski, A.M. / Ernst, M. / Fair, D. / Hampson, M. / Hoptman, M.J. / Hyde, J.S. / Kiviniemi, V.J. / Kotter, R. / Li, S.J. / Lin, C.P. / Lowe, M.J. / Mackay, C. / Madden, D.J. / Madsen, K.H. / Margulies, D.S. / Mayberg, H.S. / McMahon, K. / Monk, C.S. / Mostofsky, S.H. / Nagel, B.J. / Pekar, J.J. / Peltier, S.J. / Petersen, S.E. / Riedl, V. / Rombouts, S.A. / Rypma, B. / Schlaggar, B.L. / Schmidt, S. / Seidler, R.D. / Siegle, G.J. / Sorg, C. / Teng, G.J. / Veijola, J. / Villringer, A. / Walter, M. / Wang, L. / Weng, X.C. / Whitfield-Gabrieli, S. / Williamson, P. / Windischberger, C. / Zang, Y.F. / Zhang, H.Y. / Castellanos, F.X. / Milham, M.P. (2010): Toward discovery science of human brain function. In: Proc Natl Acad Sci U S A, 107 (10), 4734–4739.

Bittner, N. / Jockwitz, C. / Muhleisen, C. / Hoffstaedter, F. / Eickhoff, S.B. / Moebus, S. / Bayen, U.J. / Cichon, S. / Zilles, K. / Amunts, K. / Caspers, S. (2019): Combining lifestyle risks to disentangle brain structure and functional connectivity differences in older adults. In: Nat Commun, 10 (1), 621.

Borra, R.J. / Sorensen, A.G. (2011): Incidental findings in brain MRI research: what do we owe our subjects? In: J Am Coll Radiol, 8 (12), 848–52.

Boutet, C. / Vassal, F. / Celle, S. / Schneider, F.C. / Barthelemy, J.C. / Laurent, B. / Barral, F.G. / Roche, F. (2017): Incidental findings on brain magnetic resonance imaging in the elderly: the PROOF study. In: Brain Imaging Behav, 11 (1), 293–299.

Braeutigam, S. (2013): Magnetoencephalography: fundamentals and established and emerging clinical applications in radiology. In: ISRN Radiol, 2013 (4022), 529463.

Britton, J.W. / Frey, L. C. / Hopp, J. L. / Korb, P. / Koubeissi, M. Z. / Lievens, W. E. / Pestana-Knight, E. M. / St. Louis, E. K. (2016): Electroencephalography (EEG): an introductory text and atlas of normal and abnormal findings in adults, children, and infants. Hg von: St. Louis, E.K. / Frey, L. C., Chicago: American Epilepsy Society.

Burciu, R.G. / Ofori, E. / Archer, D.B. / Wu, S.S. / Pasternak, O. / McFarland, N.R. / Okun, M.S. / Vaillancourt, D.E. (2017): Progression marker of Parkinson's disease: a 4-year multi-site imaging study. In: Brain, 140 (8), 2183–2192.
Button, K.S. / Ioannidis, J.P. / Mokrysz, C. / Nosek, B.A. / Flint, J. / Robinson, E.S. / Munafo, M.R. (2013): Power failure: why small sample size undermines the reliability of neuroscience. Nat Rev Neurosci, 14 (5), 365–376.
Butz, M. / Gross, J. / Timmermann, L. / Moll, M. / Freund, H.J. / Witte, O.W. / Schnitzler, A. (2004): Perilesional pathological oscillatory activity in the magnetoencephalogram of patients with cortical brain lesions. In: Neurosci Lett, 355 (1–2), 93–96.
Butz, M. / May, E.S. / Haussinger, D. / Schnitzler, A. (2013): The slowed brain: cortical oscillatory activity in hepatic encephalopathy. In: Arch Biochem Biophys, 536 (2), 197–203.
Buzsaki, G. / Logothetis, N. / Singer, W. (2013): Scaling brain size, keeping timing: evolutionary preservation of brain rhythms. In: Neuron, 80 (3), 751–764.
Cabeza, R. (2002): Hemispheric asymmetry reduction in older adults: the HAROLD model. In: Psychol Aging, 17 (1), 85–100.
Cabeza, R. / Anderson, N.D. / Locantore, J.K. / McIntosh, A.R. (2002): Aging gracefully: compensatory brain activity in high-performing older adults. In: Neuroimage, 17 (3): 1394–1402.
Caspers, S. / Moebus, S. / Lux, S. / Pundt, N. / Schutz, H. / Muhleisen, T.W. / Gras, V. / Eickhoff, S.B. / Romanzetti, S. / Stocker, T. / Stirnberg, R. / Kirlangic, M.E. / Minnerop, M. / Pieperhoff, P. / Modder, U. / Das, S. / Evans, A.C. / Jockel, K.H. / Erbel, R. / Cichon, S. / Nothen, M.M. / Sturma, D. / Bauer, A. / Jon Shah, N. / Zilles, K. / Amunts, K. (2014): Studying variability in human brain aging in a population-based German cohort-rationale and design of 1000BRAINS. In: Front Aging Neurosci, 6, 149.
Castellanos, G. / Fernandez-Seara, M.A. / Lorenzo-Betancor, O. / Ortega-Cubero, S. / Puigvert, M. / Uranga, J. / Vidorreta, M. / Irigoyen, J. / Lorenzo, E. / Munoz-Barrutia, A. / Ortiz-de-Solorzano, C. / Pastor, P. / Pastor, M.A. (2015): Automated neuromelanin imaging as a diagnostic biomarker for Parkinson's disease. In: Mov Disord, 30 (7), 945–952.
Catani, M. / Dell'acqua, F. / Vergani, F. / Malik, F. / Hodge, H. / Roy, P. / Valabregue, R. / Thiebaut de Schotten, M. (2012): Short frontal lobe connections of the human brain. In: Cortex, 48 (2), 273–291.
Catani, M. / Ffytche, D. H. (2005): The rises and falls of disconnection syndromes. In: Brain, 128 (10): 2224–2239.
Chu, R.K. / Braun, A.R. / Meltzer, J.A. (2015): MEG-based detection and localization of perilesional dysfunction in chronic stroke. In: Neuroimage Clin, 8, 157–169.
Cohen, D. (1968): Magnetoencephalography: evidence of magnetic fields produced by alpha-rhythm currents. In: Science, 161 (3843), 784–786.
Cohen, J.R. / D'Esposito, M. (2016): The segregation and integration of distinct brain networks and their relationship to cognition. In: J Neurosci, 36 (48), 12083–12094.

Cohen, M.X. (2014): Analyzing neural time series data: theory and practice. Cambridge: MIT Press.
Cong, F. / Liu, X. / Liu, C.J. / Xu, X. / Shen, Y. / Wang, B. / Zhuo, Y. / Yan, L. (2020): Improved depiction of subthalamic nucleus and globus pallidus internus with optimized high-resolution quantitative susceptibility mapping at 7 T. In: NMR Biomed, 33 (11), e4382.
Copen, W.A. / Rezai Gharai, L. / Barak, E.R. / Schwamm, L.H. / Wu, O. / Kamalian, S. / Gonzalez, R.G. / Schaefer, P.W. (2009): Existence of the diffusion-perfusion mismatch within 24 hours after onset of acute stroke: dependence on proximal arterial occlusion. In: Radiology, 250 (3), 878–886.
Cordes, D. / Zhuang, X. / Kaleem, M. / Sreenivasan, K. / Yang, Z. / Mishra, V. / Banks, S.J. / Bluett, B. / Cummings, J.L. (2018): Advances in functional magnetic resonance imaging data analysis methods using Empirical Mode Decomposition to investigate temporal changes in early Parkinson's disease. In: Alzheimers Dement (N Y), 4, 372–386.
Cronin-Golomb, A. (2010): Parkinson's disease as a disconnection syndrome. In: Neuropsychol Rev, 20 (2), 191–208.
Davis, S.W. / Dennis, N.A. / Daselaar, S.M. / Fleck, M.S. / Cabeza, R. (2008): Que PASA? The posterior-anterior shift in aging. In: Cereb Cortex, 18 (5), 1201–1209.
Deipolyi, A.R. / Wu, O. / Macklin, E.A. / Schaefer, P.W. / Schwamm, L.H. / Gilberto, R. / Gonzalez, W. / Copen, A. (2012): Reliability of cerebral blood volume maps as a substitute for diffusion-weighted imaging in acute ischemic stroke. In: J Magn Reson Imaging, 36 (5), 1083–1087.
Dekkers, I.A. / Jansen, P.R. / Lamb, H.J. (2019): Obesity, brain volume, and white matter microstructure at MRI: A Cross-sectional UK Biobank Study. In: Radiology, 292 (1), 270.
Delfin, C. / Krona, H. / Andine, P. / Ryding, E. / Wallinius, M. / Hofvander, B. (2019): Prediction of recidivism in a long-term follow-up of forensic psychiatric patients: Incremental effects of neuroimaging data. In: PLoS One, 14 (5), e0217127.
Deo, R.C. (2015): Machine Learning in Medicine. In: Circulation, 132 (20), 1920–1930.
Dick, A.S. / Garic, D. / Graziano, P. / Tremblay, P. (2019): The frontal aslant tract (FAT) and its role in speech, language and executive function. In: Cortex, 111, 148–163.
Ehrminger, M. / Latimier, A. / Pyatigorskaya, N. / Garcia-Lorenzo, D. / Leu-Semenescu, S. / Vidailhet, M. / Lehericy, S. / Arnulf, I. (2016): The coeruleus/subcoeruleus complex in idiopathic rapid eye movement sleep behaviour disorder. In: Brain, 139 (4), 1180–1188.
Eklund, A. / Andersson, M. / Josephson, C. / Johannesson, M. / Knutsson, H. (2012): Does parametric fMRI analysis with SPM yield valid results? An empirical study of 1484 rest datasets. In: Neuroimage, 61 (3), 565–578.
Eklund, A. / Nichols, T.E. / Knutsson, H. (2016): Cluster failure. Why fMRI inferences for spatial extent have inflated false-positive rates. In: Proc Natl Acad Sci U S A, 113 (28), 7900–7905.

Florin, E. / Baillet, S. (2015): The brain's resting-state activity is shaped by synchronized cross-frequency coupling of neural oscillations. In: Neuroimage, 111, 26–35.

Forss, N. / Mustanoja, S. / Roiha, K. / Kirveskari, E. / Makela, J.P. / Salonen, O. / Tatlisumak, T. / Kaste, M. (2012): Activation in parietal operculum parallels motor recovery in stroke. In: Hum Brain Mapp, 33 (3), 534–541.

Franke, K. / Gaser, C. (2019): Ten Yyears of brainAGE as a neuroimaging biomarker of brain aging: What insights have we gained? In: Front Neurol, 10, 789.

Franke, K. / Ristow, M. / Gaser, C. I. (2014) Alzheimer's disease neuroimaging, gender-specific impact of personal health parameters on individual brain aging in cognitively unimpaired elderly subjects. In: Front Aging Neurosci, 6, 94.

Friston, K.J. / Harrison, L. / Penny, W. (2003): Dynamic causal modelling. In: Neuroimage, 19 (4), 1273–1302.

Gao, L. / Cheng, W. / Zhang, J. / Wang, J. (2016): EEG classification for motor imagery and resting state in BCI applications using multi-class Adaboost extreme learning machine. In: Rev Sci Instrum, 87 (8), 085110.

Garces, P. / Pereda, E. / Hernandez-Tamames, J.A. / Del-Pozo, F. / Maestu, F. / Pineda-Pardo, J.A. (2016): Multimodal description of whole brain connectivity: A comparison of resting state MEG, fMRI, and DWI. In: Hum Brain Mapp, 37 (1), 20–34.

Garg, A. / Appel-Cresswell, S. / Popuri, K. / McKeown, M.J. / Beg, M.F. (2015): Morphological alterations in the caudate, putamen, pallidum, and thalamus in Parkinson's disease. In: Front Neurosci, 9, 101.

German National Cohort Consortium (2014): The German National Cohort: aims, study design and organization. In: Eur J Epidemiol, 29 (5), 371–382.

Ghougassian, D.F. / d'Souza, W. / Cook, M.J. / O'Brien, T.J. (2004): Evaluating the utility of inpatient video-EEG monitoring. In: Epilepsia, 45 (8), 928–932.

Gibson, L.M. / Paul, L. / Chappell, F.M. / Macleod, M. / Whiteley, W.N. / Al-Shahi Salman, R. / Wardlaw, J.M. / Sudlow, C.L.M. (2018): Potentially serious incidental findings on brain and body magnetic resonance imaging of apparently asymptomatic adults: systematic review and meta-analysis. In: BMJ, 363, k4577.

Glasser, M.F. / Smith, S.M. / Marcus, D.S. / Andersson, J.L. / Auerbach, E.J. / Behrens, T.E. / Coalson, T.S. / Harms, M.P. / Jenkinson, M. / Moeller, S. / Robinson, E.C. / Sotiropoulos, S.N. / Xu, J. / Yacoub, E. / Ugurbil, K. / Van Essen, D.C. (2016): The Human Connectome Project's neuroimaging approach. In: Nat Neurosci, 19 (9), 1175–1187.

Gong, Q. / He, Y. (2015): Depression, neuroimaging and connectomics: a selective overview. Biol Psychiatry, 77 (3), 223–235.

Grasby, K.L. / Jahanshad, N. / Painter, J.N. / Colodro-Conde, L. / Bralten, J. / Hibar, D.P. / Lind, P.A. / Pizzagalli, F. / Ching, C.R.K. / McMahon, M.A.B. / Shatokhina, N. / Zsembik, L.C.P. / Thomopoulos, S.I. / Zhu, A.H. / Strike, L.T. / Agartz, I. / Alhusaini, S. / Almeida, M.A.A. / Alnaes, D. / Amlien, I.K. / Andersson, M. / Ard, T. / Armstrong, N.J. / Ashley-Koch, A. / Atkins, J.R. / Bernard, M. / Brouwer, R.M. / Buimer, E.E.L. / Bulow, R. / Burger, C. /

Cannon, D.M. / Chakravarty, M. / Chen, Q. / Cheung, J.W. / Couvy-Duchesne, B. / Dale, A.M. / Dalvie, S. / de Araujo, T.K. / de Zubicaray, G.I. / de Zwarte, S.M.C. / den Braber, A. / Doan, N.T. / Dohm, K. / Ehrlich, S. / Engelbrecht, H.R. / Erk, S. / Fan, C.C. / Fedko, I.O. / Foley, S.F. / Ford, J.M. / Fukunaga, M. / Garrett, M.E. / Ge, T. / Giddaluru, S. / Goldman, A.L. / Green, M.J. / Groenewold, N.A. / Grotegerd, D. / Gurholt, T.P. / Gutman, B.A. / Hansell, N.K. / Harris, M.A. / Harrison, M.B. / Haswell, C.C. / Hauser, M. / Herms, S. / Heslenfeld, D.J. / Ho, N.F. / Hoehn, D. / Hoffmann, P. / Holleran, L. / Hoogman, M. / Hottenga, J.J. / Ikeda, M. / Janowitz, D. / Jansen, I.E. / Jia, T. / Jockwitz, C. / Kanai, R. / Karama, S. / Kasperaviciute, D. / Kaufmann, T. / Kelly, S. / Kikuchi, M. / Klein, M. / Knapp, M. / Knodt, A.R. / Kramer, B. / Lam, M. / Lancaster, T.M. / Lee, P.H. / Lett, T.A. / Lewis, L.B. / Lopes-Cendes, I. / Luciano, M. / Macciardi, F. / Marquand, A.F. / Mathias, S.R. / Melzer, T.R. / Milaneschi, Y. / Mirza-Schreiber, N. / Moreira, J.C.V. / Muhleisen, T.W. / Muller-Myhsok, B. / Najt, P. / Nakahara, S. / Nho, K. / Olde Loohuis, L.M. / Orfanos, D.P. / Pearson, J.F. / Pitcher, T.L. / Putz, B. / Quide, Y. / Ragothaman, A. / Rashid, F.M. / Reay, W.R. / Redlich, R. / Reinbold, C.S. / Repple, J. / Richard, G. / Riedel, B.C. / Risacher, S.L. / Rocha, C.S. / Mota, N.R. / Salminen, L. / Saremi, A. / Saykin, A.J. / Schlag, F. / Schmaal, L. / Schofield, P.R. / Secolin, R. / Shapland, C.Y. / Shen, L. / Shin, J. / Shumskaya, E. / Sonderby, I.E. / Sprooten, E. / Tansey, K.E. / Teumer, A. / Thalamuthu, A. / Tordesillas-Gutierrez, D. / Turner, J.A. / Uhlmann, A. / Vallerga, C.L. / van der Meer, D. / van Donkelaar, M.M.J. / van Eijk, L. / van Erp, T.G.M. / van Haren, N.E.M. / van Rooij, D. / van Tol, M.J. / Veldink, J.H. / Verhoef, E. / Walton, E. / Wang, M. / Wang, Y. / Wardlaw, J.M. / Wen, W. / Westlye, L.T. / Whelan, C.D. / Witt, S.H. / Wittfeld, K. / Wolf, C. / Wolfers, T. / Wu, J.Q. / Yasuda, C.L. / Zaremba, D. / Zhang, Z. / Zwiers, M.P. / Artiges, E. / Assareh, A.A. / Ayesa-Arriola, R. / Belger, A. / Brandt, C.L. / Brown, G.G. / Cichon, S. / Curran, J.E. / Davies, G.E. / Degenhardt, F. / Dennis, M.F. / Dietsche, B. / Djurovic, S. / Doherty, C.P. / Espiritu, R. / Garijo, D. / Gil, Y. / Gowland, P.A. / Green, R.C. / Hausler, A.N. / Heindel, W. / Ho, B.C. / Hoffmann, W.U. / Holsboer, F. / Homuth, G. / Hosten, N. / Jack, Jr., C.R. / Jang, M. / Jansen, A. / Kimbrel, N.A. / Kolskar, K. / Koops, S. / Krug, A. / Lim, K.O. / Luykx, J.J. / Mathalon, D.H. / Mather, K.A. / Mattay, V.S. / Matthews, S. / Mayoral Van Son, J. / McEwen, S.C. / Melle, I. / Morris, D.W. / Mueller, B.A. / Nauck, M. / Nordvik, J.E. / Nothen, M.M. / O'Leary, D.S. / Opel, N. / Martinot, M.P. / Pike, G.B. / Preda, A. / Quinlan, E.B. / Rasser, P.E. / Ratnakar, V. / Reppermund, S. / Steen, V.M. / Tooney, P.A. / Torres, F.R. / Veltman, D.J. / Voyvodic, J.T. / Whelan, R. / White, T. / Yamamori, H. / Adams, H.H.H. / Bis, J.C. / Debette, S. / Decarli, C. / Fornage, M. / Gudnason, V. / Hofer, E. / Ikram, M.A. / Launer, L. / Longstreth, W.T. / Lopez, O.L. / Mazoyer, B. / Mosley, T.H. / Roshchupkin, G.V. / Satizabal, C.L. / Schmidt, R. / Seshadri, S. / Yang, Q. / Alzheimer's Disease Neuroimaging Initiative / CHARGE Consortium / EPIGEN Consortium / IMAGEN Consortium / S.Y.S. Consortium / Parkinson's Progression Markers Initiative / Alvim, M.K.M. / Ames,

D. / Anderson, T.J. / Andreassen, O.A. / Arias-Vasquez, A. / Bastin, M.E. / Baune, B.T. / Beckham, J.C. / Blangero, J. / Boomsma, D.I. / Brodaty, H. / Brunner, H.G. / Buckner, R.L. / Buitelaar, J.K. / Bustillo, J.R. / Cahn, W. / Cairns, M.J. / Calhoun, V. / Carr, V.J. / Caseras, X. / Caspers, S. / Cavalleri, G.L. / Cendes, F. / Corvin, A. / Crespo-Facorro, B. / Dalrymple-Alford, J.C. / Dannlowski, U. / de Geus, E.J.C. / Deary, I.J. / Delanty, N. / Depondt, C. / Desrivieres, S. / Donohoe, G. / Espeseth, T. / Fernandez, G. / Fisher, S.E. / Flor, H. / Forstner, A.J. / Francks, C. / Franke, B. / Glahn, D.C. / Gollub, R.L. / Grabe, H.J. / Gruber, O. / Haberg, A.K. / Hariri, A.R. / Hartman, C.A. / Hashimoto, R. / Heinz, A. / Henskens, F.A. / Hillegers, M.H.J. / Hoekstra, P.J. / Holmes, A.J. / Hong, L.E. / Hopkins, W.D. / Hulshoff Pol, H.E. / Jernigan, T.L. / Jonsson, E.G. / Kahn, R.S. / Kennedy, M.A. / Kircher, T.T.J. / Kochunov, P. / Kwok, J.B.J. / Le Hellard, S. / Loughland, C.M. / Martin, N.G./ Martinot, J.L. / McDonald, C. / McMahon, K.L. / Meyer-Lindenberg, A. / Michie, P.T. / Morey, R.A. / Mowry, B. / Nyberg, L. / Oosterlaan, J. / Ophoff, R.A. / Pantelis, C. / Paus, T. / Pausova, Z. / Penninx, B. / Polderman, T.J.C. / Posthuma, D. / Rietschel, M. / Roffman, J.L. / Rowland, L.M. / Sachdev, P.S. / Samann, P.G. / Schall, U. / Schumann, G. / Scott, R.J. / Sim, K. / Sisodiya, S.M. / Smoller, J.W. / Sommer, I.E. / St Pourcain, B. / Stein, D.J. / Toga, A.W. / Trollor, J.N. / Van der Wee, N.J.A. / van ›t Ent, D. / Volzke, H. / Walter, H. / Weber, B. / Weinberger, D.R. / Wright, M.J. / Zhou, J. / Stein, J.L. / Thompson, P.M. / Medland, S.E. (2020): The genetic architecture of the human cerebral cortex. In: Science, 367 (6484), 1340.

Gratwicke, J. / Oswal, A. / Akram, H. / Jahanshahi, M. / Hariz, M. / Zrinzo, L. / Foltynie, T. / Litvak, V. (2020): Resting state activity and connectivity of the nucleus basalis of Meynert and globus pallidus in Lewy body dementia and Parkinson's disease dementia. In: Neuroimage, 221, 117184.

Grefkes, C. / Fink, G.R. (2014): Connectivity-based approaches in stroke and recovery of function. In: Lancet Neurol, 13 (2), 206–216.

Grefkes, C. / Nowak, D.A. / Eickhoff, S.B. / Dafotakis, M. / Kust, J. / Karbe, H. / Fink, G.R. (2008): Cortical connectivity after subcortical stroke assessed with functional magnetic resonance imaging. In: Ann Neurol, 63 (2), 236–246.

Greicius, M.D. / G. Srivastava / Reiss, A.L. / Menon, V. (2004): Default-mode network activity distinguishes Alzheimer's disease from healthy aging: evidence from functional MRI. In: Proc Natl Acad Sci U S A, 101 (13), 4637–4642.

Gross, J. (2019): Magnetoencephalography in cognitive neuroscience: A primer. In: Neuron, 104 (2), 189–204.

Gross, J. / Baillet, S. / Barnes, G.R. / Henson, R.N. / Hillebrand, A. / Jensen, O. / Jerbi, K. / Litvak, V. / Maess, B. / Oostenveld, R. / Parkkonen, L. / Taylor, J.R. / van Wassenhove, V. / Wibral, M. / Schoffelen, J.M. (2013): Good practice for conducting and reporting MEG research. In: Neuroimage, 65, 349–363.

Gururangan, K. / Razavi, B. / Parvizi, J. (2016): Utility of electroencephalography: Experience from a U.S. tertiary care medical center. In: Clin Neurophysiol, 127 (10), 3335–3340.

Hacker, C.D. / Perlmutter, J.S. / Criswell, S.R. / Ances, B.M. / Snyder, A.Z. (2012): Resting state functional connectivity of the striatum in Parkinson's disease. In: Brain, 135 (12), 3699–3711.

Hämäläinen, M. / Hari, R. / Ilmoniemi, R.J. / Knuutila, J. / Lounasmaa, O.V. (1993): Magnetoencephalography---theory, instrumentation, and applications to noninvasive studies of the working human brain. In: Reviews of Modern Physics, 65 (2), 413–497.

Hand, P.J. / Wardlaw, J.M. / Rivers, C.S. / Armitage, P.A. / Bastin, M.E. / Lindley, R.I. / Dennis, M.S. (2006): MR diffusion-weighted imaging and outcome prediction after ischemic stroke. In: Neurology, 66 (8), 1159–1163.

Hari, R. / Baillet, S. / Barnes, G. / Burgess, R. / Forss, N. / Gross, J. / Hamalainen, M. / Jensen, O. / Kakigi, R. / Mauguiere, F. / Nakasato, N. / Puce, A. / Romani, G.L. / Schnitzler, A. / Taulu, S. (2018): IFCN-endorsed practical guidelines for clinical magnetoencephalography (MEG). In: Clin Neurophysiol, 129 (8), 1720–1747.

Hari, R. / Forss, N. (1999): Magnetoencephalography in the study of human somatosensory cortical processing. In: Philos Trans R Soc Lond B Biol Sci, 354 (1387), 1145–1154.

Helmich, R.C. / Derikx, L.C. / Bakker, M. / Scheeringa, R. / Bloem, B.R. / Toni, I. (2010): Spatial remapping of cortico-striatal connectivity in Parkinson's disease. In: Cereb Cortex, 20 (5), 1175–1186.

Hill, J. / Inder, T. / Neil, J. / Dierker, D. / Harwell, J. / Van Essen, D. (2010): Similar patterns of cortical expansion during human development and evolution. In: Proc Natl Acad Sci U S A, 107 (29), 13135–13140.

Hirschmann, J. / Hartmann, C.J. / Butz, M. / Hoogenboom, N. / Ozkurt, T.E. / Elben, S. / Vesper, J. / Wojtecki, L. / Schnitzler, A. (2013): A direct relationship between oscillatory subthalamic nucleus-cortex coupling and rest tremor in Parkinson's disease. In: Brain, 136 (12), 3659–3670.

Hirschmann, J. / Ozkurt, T.E. / Butz, M. / Homburger, M. / Elben, S. / Hartmann, C.J. / Vesper, J. / Wojtecki, L. / Schnitzler, A. (2013): Differential modulation of STN-cortical and cortico-muscular coherence by movement and levodopa in Parkinson's disease. In: Neuroimage, 68, 203–213.

Horn, U. / Grothe, M. / Lotze, M. (2016): MRI biomarkers for hand-motor outcome prediction and therapy monitoring following stroke. In: Neural Plast, 2016, 9265621.

Ikram, M.A. / Van der Lugt, A. / Niessen, W.J. / Koudstaal, P.J. / Krestin, G.P. / Hofman, A. / Bos, D. / Vernooij, M.W. (2015): The Rotterdam Scan Study: design update 2016 and main findings. In: Eur J Epidemiol, 30 (12), 1299–1315.

Jang, S.H. (2010): Prediction of motor outcome for hemiparetic stroke patients using diffusion tensor imaging: A review. In: NeuroRehabilitation, 27 (4), 367–372.

Kamalian, S. / Morais, L.T. / Pomerantz, S.R. / Aceves, M. / Sit, S.P. / Bose, A. / Hirsch, J.A. / Lev, M.H. / Yoo, A.J. (2013): Clot length distribution and predictors in anterior circulation stroke: implications for intra-arterial therapy. In: Stroke, 44 (12), 3553–3556.

Kannenberg, S. / Caspers, J. / Dinkelbach, L. / Moldovan, A.S. / Ferrea, S. / Sudmeyer, M. / Butz, M. / Schnitzler, A. / Hartmann, C.J. (2020): Investigating the 1-year decline in midbrain-to-pons ratio in the differential diagnosis of PSP and IPD. In: J Neurol, 268 (4), 1526–1532.

Kiehl, K.A. / Anderson, N.E. / Aharoni, E. / Maurer, J.M. / Harenski, K.A. / Rao, V. / Claus, E.D. / Harenski, C. / Koenigs, M. / Decety, J. / Kosson, D. / Wager, T.D. / Calhoun, V.D. / Steele, V.R. (2018): Age of gray matters: Neuroprediction of recidivism. In: Neuroimage Clin, 19, 813–823.

Kim, B. / Winstein, C. (2017): Can neurological biomarkers of brain impairment be used to predict poststroke motor recovery? A systematic review. In: Neurorehabil Neural Repair, 31 (1), 3–24.

Kim, J. / Criaud, M. / Cho, S.S. / Diez-Cirarda, M. / Mihaescu, A. / Coakeley, S. / Ghadery, C. / Valli, M. / Jacobs, M.F. / Houle, S. / Strafella, A.P. (2017): Abnormal intrinsic brain functional network dynamics in Parkinson's disease. In: Brain, 140 (11), 2955–2967.

Kim, S.H. / Jang, S.H. (2013): Prediction of aphasia outcome using diffusion tensor tractography for arcuate fasciculus in stroke. In: AJNR Am J Neuroradiol, 34 (4), 785–790.

Koutsarnakis, C. / Kalyvas, A.V. / Skandalakis, G.P. / Karavasilis, E. / Christidi, F. / Komaitis, S. / Velonakis G. / Liakos, F. / Emelifeonwu, J. / Giavri, Z. / Kalamatianos, T. / Kelekis, N. / Stranjalis, G. (2019): Sledge runner fasciculus: anatomic architecture and tractographic morphology. In: Brain Struct Funct, 224 (3), 1051–1066.

Koutsouleris, N. / Davatzikos, C. / Borgwardt, S. / Gaser, C. / Bottlender, R. / Frodl, T. / Falkai, P. / Riecher-Rossler, A. / Moller, H.J. / Reiser, M. / Pantelis, C. / Meisenzahl, E. (2014): Accelerated brain aging in schizophrenia and beyond: a neuroanatomical marker of psychiatric disorders. In: Schizophr Bull, 40 (5), 1140–1153.

Kumar, P. / Kathuria, P. / Nair, P. / Prasad, K. (2016): Prediction of upper limb motor recovery after subacute ischemic stroke using diffusion tensor imaging: A systematic review and meta-analysis. In: J Stroke, 18 (1), 50–59.

Laaksonen, K. / Kirveskari, E. / Makela, J.P. / Kaste, M. / Mustanoja, S. / Nummenmaa, L. / Tatlisumak, T. / Forss, N. (2012): Effect of afferent input on motor cortex excitability during stroke recovery. In: Clin Neurophysiol, 123 (12), 2429–2436.

Laird, A.R. / Eickhoff, S.B. / Rottschy, C. / Bzdok, D. / Ray, K.L. / Fox, P.T. (2013): Networks of task co-activations. In: Neuroimage, 80, 505–514.

Langner, S. / Buelow, R. / Fleck, S. / Angermaier, A. / Kirsch, M. (2016): Management of intracranial incidental findings on brain MRI. In: Rofo, 188 (12), 1123–1133.

Li, X. / Xing, Y. / Martin-Bastida, A. / Piccini, P. / Auer, D.P. (2018): Patterns of grey matter loss associated with motor subscores in early Parkinson's disease. In: Neuroimage Clin, 17, 498–504.

Liem, F. / Varoquaux, G. / Kynast, J. / Beyer, F. / Kharabian Masouleh, S. / Huntenburg, J.M. / Lampe, L. / Rahim, M. / Abraham, A. / Craddock, R.C. / Riedel-Heller, S. / Luck, T. / Loeffler, M. / Schroeter, M.L. / Witte, A.V. / Villringer, A. / Margulies, D.S. (2017): Predicting brain-age from multimodal imaging data captures cognitive impairment. In: Neuroimage, 148, 179–188.

Lindenberg, R. / Renga, V. / Zhu, L.L. / Betzler, F. / Alsop, D. / Schlaug, G. (2010): Structural integrity of corticospinal motor fibers predicts motor impairment in chronic stroke. In: Neurology, 74 (4), 280–287.

Lindenberg, R. / Zhu, L.L. / Ruber, T. / Schlaug, G. (2012): Predicting functional motor potential in chronic stroke patients using diffusion tensor imaging. In: Hum Brain Mapp, 33 (5), 1040–1051.

Litvak, V. / Florin, E. / Tamas, G. / Groppa, S. / Muthuraman, M. (2021): EEG and MEG primers for tracking DBS network effects. In: Neuroimage, 224, 117447.

Lobello, K. / Morgenlander, J.C. / Radtke, R.A. / Bushnell, C.D. (2006): Video/EEG monitoring in the evaluation of paroxysmal behavioral events: duration, effectiveness, and limitations. In: Epilepsy Behav, 8 (1), 261–266.

Lopes da Silva, F. (2013): EEG and MEG: relevance to neuroscience. In: Neuron, 80 (5), 1112–1128.

Lopez-Azcarate, J. / Tainta, M. / Rodriguez-Oroz, M.C. / Valencia, M. / Gonzalez, R. / Guridi, J. / Iriarte, J. / Obeso, J.A. / Artieda, J. / Alegre, M. (2010): Coupling between beta and high-frequency activity in the human subthalamic nucleus may be a pathophysiological mechanism in Parkinson's disease. In: J Neurosci, 30 (19), 6667–6677.

Loubinoux, I. (2007): Can fMRI measures of brain motor activation add significantly to other variables in the prediction of treatment response? In: Stroke, 38 (7), 2032–2033.

Lowe, L.C. / Gaser, C. / Franke, K. (2016): The effect of the APOE genotype on individual BrainAGE in normal aging, mild cognitive impairment, and Alzheimer's disease. In: PLoS One, 11 (7), e0157514.

Luders, E. / Cherbuin, N. / Gaser, C. (2016): Estimating brain age using high-resolution pattern recognition: Younger brains in long-term meditation practitioners. In: Neuroimage, 134, 508–513.

Mahlknecht, P. / Krismer, F. / Poewe, W. / Seppi, K. (2017): Meta-analysis of dorsolateral nigral hyperintensity on magnetic resonance imaging as a marker for Parkinson's disease. In: Mov Disord, 32 (4), 619–623.

McKeith, I.G. / Boeve, B.F. / Dickson, D.W. / Halliday, G. / Taylor, J.P. / Weintraub, D. / Aarsland, D. / Galvin, J. / Attems, J. / Ballard, C.G. / Bayston, A. / Beach, T.G. / Blanc, F. / Bohnen, N. / Bonanni, L. / Bras, J. / Brundin, P. / Burn, D. / Chen-Plotkin, A. / Duda, J.E. / El-Agnaf, O. / Feldman, H. / Ferman, T.J. / Ffytche, D. / Fujishiro, H. / Galasko, D. / Goldman, J.G. / Gomperts, S.N. / Graff-Radford, N.R. / Honig, L.S. / Iranzo, A. / Kantarci, K. / Kaufer, D. / Kukull, W. / Lee, V.M.Y. / Leverenz, J.B. / Lewis, S. / Lippa,

C. / Lunde, A. / Masellis, M. / Masliah, E. / McLean, P. / Mollenhauer, B. / Montine, T.J. / Moreno, E. / Mori, E. / Murray, M. / O'Brien, J.T. / Orimo, S. / Postuma, R.B. / Ramaswamy, S. / Ross, O.A. / Salmon, D.P. / Singleton, A. / Taylor, A. / Thomas, A. / Tiraboschi, P. / Toledo, J.B. / Trojanowski, J.Q. / Tsuang, D. / Walker, Z. / Yamada, M. / Kosaka, K. (2017): Diagnosis and management of dementia with Lewy bodies: Fourth consensus report of the DLB Consortium. In: Neurology, 89 (1), 88–100.

Mennes, M. / Biswal, B.B. / Castellanos, F.X. / Milham, M.P. (2013): Making data sharing work: the FCP/INDI experience. In: Neuroimage, 82, 683–691.

Mesulam, M.M. (2015): Fifty years of disconnexion syndromes and the Geschwind legacy. In: Brain, 138 (9), 2791–2799.

Michalareas, G. / Vezoli, J. / van Pelt, S. / Schoffelen, J.M. / Kennedy, H. / Fries, P. (2016): Alpha-beta and gamma rhythms subserve feedback and feedforward influences among human visual cortical areas. In: Neuron, 89 (2), 384–397.

Miller, K.L. / Alfaro-Almagro, F. / Bangerter, N.K. / Thomas, D.L. / Yacoub, E. / Xu, J. / Bartsch, A.J. / Jbabdi, S. / Sotiropoulos, S.N. / Andersson, J.L. / Griffanti, L. / Douaud, G. / Okell, T.W. / Weale, P. / Dragonu, I. / Garratt, S. / Hudson, S. / Collins, R. / Jenkinson, M. / Matthews, P.M. / Smith, S.M. (2016): Multimodal population brain imaging in the UK Biobank prospective epidemiological study. In: Nat Neurosci, 19 (11), 1523–1536.

Mowinckel, A.M. / Espeseth, T. / Westlye, L.T. (2012): Network-specific effects of age and in-scanner subject motion: a resting-state fMRI study of 238 healthy adults. In: Neuroimage, 63 (3), 1364–1373.

Mueller, C. / Hussl, A. / Krismer, F. / Heim, B. / Mahlknecht, P. / Nocker, M. / Scherfler, C. / Mair, K. / Esterhammer, R. / Schocke, M. / Wenning, G.K. / Poewe, W. / Seppi, K. (2018): The diagnostic accuracy of the hummingbird and morning glory sign in patients with neurodegenerative parkinsonism. In: Parkinsonism Relat Disord, 54, 90–94.

Muthuraman, M. / Bange, M. / Koirala, N. / Ciolac, D. / Pintea, B. / Glaser, M. / Tinkhauser, G. / Brown, P. / Deuschl, G. / Groppa, S. (2020): Cross-frequency coupling between gamma oscillations and deep brain stimulation frequency in Parkinson's disease. In: Brain, 143 (11), 3393–3407.

Nenadic, I. / Dietzek, M. / Langbein, K. / Sauer, H. / Gaser, C. (2017): BrainAGE score indicates accelerated brain aging in schizophrenia, but not bipolar disorder. In: Psychiatry Res Neuroimaging, 266, 86–89.

Nussbaum, R. / Lucht, S. / Jockwitz, C. / Moebus, S. / Engel, M. / Jockel, K.H. / Caspers, S. / Hoffmann, B. (2020): Associations of air pollution and noise with local brain structure in a cohort of older adults. In: Environ Health Perspect, 128 (6), 67012.

Ofori, E. / Pasternak, O. / Planetta, P.J. / Li, H. / Burciu, R.G. / Snyder, A.F. / Lai, S. / Okun, M.S. / Vaillancourt, D.E. (2015): Longitudinal changes in free-water within the substantia nigra of Parkinson's disease. In: Brain, 138 (8), 2322–2331.

Olde Dubbelink, K.T. / Hillebrand, A. / Stoffers, D. / Deijen, J.B. / Twisk´, J.W. / Stam, C.J. / Berendse, H.W. (2014): Disrupted brain network topology in Parkinson's disease: a longitudinal magnetoencephalography study. In: Brain, 137 (1), 197–207.

Oswal, A. / Jha, A. / Neal, S. / Reid, A. / Bradbury, D. / Aston, P. / Limousin, P. / Foltynie, T. / Zrinzo, L. / Brown, P. / Litvak, V. (2016): Analysis of simultaneous MEG and intracranial LFP recordings during Deep Brain Stimulation: a protocol and experimental validation. In: J Neurosci Methods, 261, 29–46.

Ouchi, Y. / Kikuchi, M. (2012): A review of the default mode network in aging and dementia based on molecular imaging. In: Rev Neurosci, 23 (3), 263–268.

Ozkurt, T.E. / Butz, M. / Homburger, M. / Elben, S. / Vesper, J. / Wojtecki, L. / Schnitzler, A. (2011): High frequency oscillations in the subthalamic nucleus: a neurophysiological marker of the motor state in Parkinson's disease. In: Exp Neurol, 229 (2), 324–231.

Park, D.C. / Reuter-Lorenz, P. (2009): The adaptive brain: aging and neurocognitive scaffolding. In: Annu Rev Psychol, 60, 173–196.

Park, H.J. / Friston, K. (2013): Structural and functional brain networks: from connections to cognition. In: Science, 342 (6158), 1238411.

Park, J.H. / Ko, Y. / Kim, W.J. / Jang, M.S. / Yang, M.H. / Han, M.K. / Oh, C.W. / Park, S.H. / Lee, J. / Lee, J. / Bae, H.J. / Gorelick, P.B. (2012): Is asymptomatic hemorrhagic transformation really innocuous? In: Neurology, 78 (6), 421–426.

Parkkonen, E. / Laaksonen, K. / Piitulainen, H. / Pekkola, J. / Parkkonen, L. / Tatlisumak, T. / Forss, N. (2017): Strength of ~20-Hz rebound and motor recovery after stroke. In: Neurorehabil Neural Repair, 31 (5), 475–486.

Peraza, L.R. / Kaiser, M. / Firbank, M. / Graziadio, S. / Bonanni, L. / Onofrj, M. / Colloby, S.J. / Blamire, A. / O'Brien, J. / Taylor, J.P. (2014): fMRI resting state networks and their association with cognitive fluctuations in dementia with Lewy bodies. In: Neuroimage Clin, 4, 558–565.

Persson, J. / Pudas, S. / Nilsson, L.G. / Nyberg, L. (2014): Longitudinal assessment of default-mode brain function in aging. In: Neurobiol Aging, 35 (9), 2107–2117.

Planetta, P.J. / Ofori, E. / Pasternak, O. / Burciu, R.G. / Shukla, P. / DeSimone, J.C. / Okun, M.S. / McFarland, N.R. / Vaillancourt, D.E. (2016): Free-water imaging in Parkinson's disease and atypical parkinsonism. In: Brain, 139 (2), 495–508.

Pool, E.M. / Leimbach, M. / Binder, E. / Nettekoven, C. / Eickhoff, S.B. / Fink, G.R. / Grefkes, C. (2018): Network dynamics engaged in the modulation of motor behavior in stroke patients. In: Hum Brain Mapp, 39 (3), 1078–1092.

Power, M.C. (2020): Growing evidence links air pollution exposure to risk of Alzheimer's disease and related dementia. In: Brain, 143 (1), 8–10.

Power, M.C. / Lamichhane, A.P. / Liao, D. / Xu, X. / Jack, C.R. / Gottesman, R.F. / Mosley, T. / Stewart, J.D. / Yanosky, J.D. / Whitsel, E.A. (2018): The association of long-term exposure to particulate matter air pollution with brain MRI findings: The ARIC Study. In: Environ Health Perspect, 126 (2), 027009.

Pozorski, V. / Oh, J.M. / Adluru, N. / Merluzzi, A.P. / Theisen, F. / Okonkwo, O. / Barzgari, A. / Krislov, S. / Sojkova, J. / Bendlin, B.B. / Johnson, S.C. / Alexander, A.L. / Gallagher, C.L. (2018): Longitudinal white matter microstructural change in Parkinson's disease. In: Hum Brain Mapp, 39 (10), 4150–4161.

Prasad, S. / Saini, J. / Yadav, R. / Pal, P.K. (2018): Motor asymmetry and neuromelanin imaging: Concordance in Parkinson's disease. In: Parkinsonism Relat Disord, 53, 28–32.

Putcha, D. / Ross, R.S. / Cronin-Golomb, A. / Janes, A.C. / Stern, C.E. (2015): Altered intrinsic functional coupling between core neurocognitive networks in Parkinson's disease. In: Neuroimage Clin, 7, 449–455.

Quattrone, A. / Morelli, M. / Nigro, S. / Quattrone, A. / Vescio, B. / Arabia, G. / Nicoletti, G. / Nistico, R. / Salsone, M. / Novellino, F. / Barbagallo, G. / Le Piane, E. / Pugliese, P. / Bosco, D. / Vaccaro, M.G. / Chiriaco, C. / Sabatini, U. / Vescio, V. / Stana, C. / Rocca, F. / Gulla, D. / Caracciolo, M. (2018): A new MR imaging index for differentiation of progressive supranuclear palsy-parkinsonism from Parkinson's disease. In: Parkinsonism Relat Disord, 54, 3–8.

Quattrone, A. / Morelli, M. / Vescio, B. / Nigro, S. / Le Piane, E. / Sabatini, U. / Caracciolo, M. / Vescio, V. / Quattrone, A. / Barbagallo, G. / Stana, C. / Nicoletti, G. / Arabia, G. / Nistico, R. / Novellino, F. / Salsone, M. (2019): Refining initial diagnosis of Parkinson's disease after follow-up: A 4-year prospective clinical and magnetic resonance imaging study. In: Mov Disord, 34 (4), 487–495.

Radlinska, B. / Ghinani, S. / Leppert, I.R. / Minuk, J. / Pike, G.B. / Thiel, A. (2010): Diffusion tensor imaging, permanent pyramidal tract damage, and outcome in subcortical stroke. In: Neurology, 75 (12): 1048–1054.

Raichle, M.E. (2015): The brain's default mode network. In: Annu Rev Neurosci, 38, 433–447.

Raichle, M.E. / MacLeod, A.M. / Snyder, A.Z. / Powers, W.J. / Gusnard, D.A. / Shulman, G.L. (2001): A default mode of brain function. In: Proc Natl Acad Sci U S A, 98 (2), 676–682.

Ramli, N. / Nair, S.R. / Ramli, N.M. / Lim, S.Y. (2015): Differentiating multiple-system atrophy from Parkinson's disease. In: Clin Radiol, 70 (5), 555–564.

Rehme, A.K. / Eickhoff, S.B. / Rottschy, C. / Fink, G.R. / Grefkes, C. (2012): Activation likelihood estimation meta-analysis of motor-related neural activity after stroke. In: Neuroimage, 59 (3), 2771–2782.

Rehme, A.K. / Eickhoff, S.B. / Wang, L.E. / Fink, G.R. / Grefkes, C. (2011): Dynamic causal modeling of cortical activity from the acute to the chronic stage after stroke. In: Neuroimage, 55 (3), 1147–1158.

Rehme, A.K. / Fink, G.R. / von Cramon, D.Y. / Grefkes, C. (2011): The role of the contralesional motor cortex for motor recovery in the early days after stroke assessed with longitudinal FMRI. In: Cereb Cortex, 21 (4), 756–768.

Reuter-Lorenz, P.A. / Jonides, J. / Smith, E.E. / Hartley, A. / Miller, A. / Marshuetz, C. / Koeppe, R.A. (2000): Age differences in the frontal lateralization of verbal and spatial working memory revealed by PET. In: J Cogn Neurosci, 12 (1), 174–187.

Reuter-Lorenz, P.A. / Park, D.C. (2014): How does it STAC up? Revisiting the scaffolding theory of aging and cognition. In: Neuropsychol Rev, 24 (3), 355–370.

Ribo, M. / Molina, C.A. / Rovira, A. / Quintana, M. / Delgado, P. / Montaner, J. / Grive, E. / Arenillas, J.F. / Alvarez-Sabin, J. (2005): Safety and efficacy of intravenous tissue plasminogen activator stroke treatment in the 3- to 6-hour window using multimodal transcranial Doppler/MRI selection protocol. In: Stroke, 36 (3), 602–606.

Riddle, J. / McFerren, A. / Frohlich, F. (2021): Causal role of cross-frequency coupling in distinct components of cognitive control. In: Prog Neurobiol, 202, 102033.

Rizzo, G. / Copetti, M. / Arcuti, S. / Martino, D. / Fontana, A. / Logroscino, G. (2016): Accuracy of clinical diagnosis of Parkinson disease: A systematic review and meta-analysis. In: Neurology, 86 (6), 566–576.

Rogenmoser, L. / Kernbach, J. / Schlaug, G. / Gaser, C. (2018): Keeping brains young with making music. In: Brain Struct Funct, 223 (1), 297–305.

Roiha, K. / Kirveskari, E. / Kaste, M. / Mustanoja, S. / Makela, J.P. / Salonen, O. / Tatlisumak, T. / Forss, N. (2011): Reorganization of the primary somatosensory cortex during stroke recovery. In: Clin Neurophysiol, 122 (2), 339–345.

Rubbert, C. / Mathys, C. / Jockwitz, C. / Hartmann, C.J. / Eickhoff, S.B. / Hoffstaedter, F. / Caspers, S. / Eickhoff, C.R. / Sigl, B. / Teichert, N.A. / Sudmeyer, M. / Turowski, B. / Schnitzler, A. / Caspers, J. (2019): Machine-learning identifies Parkinson's disease patients based on resting-state between-network functional connectivity. In: Br J Radiol, 92 (1101), 20180886.

Scahill, R.I. / Frost, C. / Jenkins, R. / Whitwell, J.L. / Rossor, M.N. / Fox, N.C. (2003): A longitudinal study of brain volume changes in normal aging using serial registered magnetic resonance imaging. In: Arch Neurol, 60 (7), 989–994.

Scheller, E. / Schumacher, L.V. / Peter, J. / Lahr, J. / Wehrle, J. / Kaller, C.P. / Gaser, C. / Kloppel, S. (2018): Brain aging and APOE epsilon4 interact to reveal potential neuronal compensation in healthy older adults. In: Front Aging Neurosci, 10, 74.

Schellinger, P.D. / Bryan, R.N. / Caplan, L.R. / Detre, J.A. / Edelman, R.R. / Jaigobin, C. / Kidwell, C.S. / Mohr, J.P. / Sloan, M. / Sorensen, A.G. / Warach, S. / Therapeutics and Technology Assessment Subcommittee of the American Academy of Neurology (2010): Evidence-based guideline: The role of diffusion and perfusion MRI for the diagnosis of acute ischemic stroke: report of the Therapeutics and Technology Assessment Subcommittee of the American Academy of Neurology. In: Neurology, 75 (2), 177–185.

Schiemanck, S.K. / Kwakkel, G. / Post, M.W. / Kappelle, L.J. / Prevo, A.J. (2008): Impact of internal capsule lesions on outcome of motor hand function at one year post-stroke. In: J Rehabil Med, 40 (2), 96–101.

Schmermund, A. / Mohlenkamp, S. / Stang, A. / Gronemeyer, D. / Seibel, R. / Hirche, H. / Mann, K. / Siffert, W. / Lauterbach, K. / Siegrist, J. / Jockel, K.H. / Erbel, R. (2002): Assessment of clinically silent atherosclerotic disease and established and novel risk factors for predicting myocardial infarction and cardiac death in healthy middle-aged subjects: rationale and design of the Heinz Nixdorf RECALL Study. Risk Factors, Evaluation of Coronary Calcium and Lifestyle. In: Am Heart J, 144 (2), 212–218.

Schnitzler, A.J. (2005): Gross, Normal and pathological oscillatory communication in the brain. In: Nat Rev Neurosci, 6 (4), 285–296.

Schnitzler, S. / Hartmann, C.J. / Groiss, S.J. / Wojtecki, L. / Schnitzler, A. / Vesper, J. / Hirschmann, J. (2018): Occurrence of thalamic high frequency oscillations in patients with different tremor syndromes. In: Clin Neurophysiol, 129 (5), 959–966.

Schrag, A. / Kingsley, D. / Phatouros, C. / Mathias, C.J. / Lees, A.J. / Daniel, S.E. / Quinn, N.P. (1998): Clinical usefulness of magnetic resonance imaging in multiple system atrophy. In: J Neurol Neurosurg Psychiatry, 65 (1), 65–71.

Sharon, D. / Hamalainen, M.S. / Tootell, R.B. / Halgren, E. / Belliveau, J.W. (2007): The advantage of combining MEG and EEG: comparison to fMRI in focally stimulated visual cortex. In: Neuroimage, 36 (4), 1225–1235.

Shuai, X.X. / Kong, X.C. / Zou, Y. / Wang, S.Q. / Wang, Y.H. (2020): Global functional network connectivity disturbances in Parkinson's disease with mild cognitive impairment by resting-state functional MRI. In: Curr Med Sci, 40 (6), 1057–1066.

Siebenhuhner, F. / Wang, S.H. / Arnulfo, G. / Lampinen, A. / Nobili, L. / Palva, J.M. / Palva, S. (2020): Genuine cross-frequency coupling networks in human resting-state electrophysiological recordings. In: PLoS Biol, 18 (5), e3000685.

Sourty, M. / Thoraval, L. / Roquet, D. / Armspach, J.P. / Foucher, J. / Blanc, F. (2016): Identifying dynamic functional connectivity changes in Dementia with lewy bodies based on product hidden Markov Models. In: Front Comput Neurosci, 10, 60.

Sporns, O. (2013): Network attributes for segregation and integration in the human brain. In: Curr Opin Neurobiol, 23 (2), 162–171.

Sporns, O. / Betzel, R.F. (2016): Modular brain networks. In: Annu Rev Psychol, 67, 613–640.

Steele, V.R. / Rao, V. / Calhoun, V.D. / Kiehl, K.A. (2017): Machine learning of structural magnetic resonance imaging predicts psychopathic traits in adolescent offenders. In: Neuroimage, 145 (Pt B), 265–273.

Stern, Y. (2012): Cognitive reserve in ageing and Alzheimer's disease. In: Lancet Neurol, 11 (11), 1006–1012.

Stern, Y. / Arenaza-Urquijo, E.M. / Bartres-Faz, D. / Belleville, S. / Cantilon, M. / Chetelat, G. / Ewers, M. / Franzmeier, N. / Kempermann, G. / Kremen, W.S. / Okonkwo, O. / Scarmeas, N. / Soldan, A. / Udeh-Momoh, C. / Valenzuela, M. / Vemuri, P. / Vuoksimaa, E. / the Reserve / Resilience and Protective Factors PIA Empirical Definitions and Conceptual Frameworks Workgroup (2020): Whitepaper: Defining and investigating cognitive reserve, brain reserve, and brain maintenance. In: Alzheimers Dement, 16 (9), 1305–1311.

Stockert, A. / Wawrzyniak, M. / Klingbeil, J. / Wrede, K. / Kummerer, D. / Hartwigsen, G. / Kaller, C.P. / Weiller, C. / Saur, D. (2020): Dynamics of language reorganization after left temporo-parietal and frontal stroke. In: Brain, 143 (3), 844–861.

Strbian, D. / Sairanen, T. / Meretoja, A. / Pitkaniemi, J. / Putaala, J. / Salonen, O. / Silvennoinen, H. / Kaste, M. / Tatlisumak, T. / Helsinki, G. (2011): Stroke Thrombolysis Registry, Patient outcomes from symptomatic intracerebral hemorrhage after stroke thrombolysis. In: Neurology, 77 (4), 341–8.

Surova, Y. / Nilsson, M. / Lampinen, B. / Latt, J. / Hall, S. / Widner, H. / van Westen, D. / Hansson, O. (2018): Alteration of putaminal fractional anisotropy in Parkinson's disease: a longitudinal diffusion kurtosis imaging study. In: Neuroradiology, 60 (3), 247–254.

Taniguchi, D. / Hatano, T. / Kamagata, K. / Okuzumi, A. / Oji, Y. / Mori, A. / Hori, M. / Aoki, S. / Hattori, N. (2018): Neuromelanin imaging and midbrain volumetry in progressive supranuclear palsy and Parkinson's disease. In: Mov Disord, 33 (9), 1488–1492.

Tedesco Triccas, L. / Meyer, S. / Mantini, D. / Camilleri, K. / Falzon, O. / Camilleri, T. / Verheyden, G. (2019): A systematic review investigating the relationship of electroencephalography and magnetoencephalography measurements with sensorimotor upper limb impairments after stroke. In: J Neurosci Methods, 311, 318–330.

Tessitore, A. / Esposito, F. / Vitale, C. / Santangelo, G. / Amboni, M. / Russo, A. / Corbo, D. / Cirillo, G. / Barone, P. / Tedeschi, G. (2012): Default-mode network connectivity in cognitively unimpaired patients with Parkinson disease. In: Neurology, 79 (23), 2226–2232.

Thiebaut de Schotten, M. / Dell'Acqua, F. / Ratiu, P. / Leslie, A. / Howells, H. / Cabanis, E. / Iba-Zizen, M.T. / Plaisant, O. / Simmons, A. / Dronkers, N.F. / Corkin, S. / Catani, M. (2015): From Phineas Gage and Monsieur Leborgne to H.M.: Revisiting disconnection syndromes. In: Cereb Cortex, 25 (12), 4812–4827.

Thomalla, G. / Cheng, B. / Ebinger, M. / Hao, Q. / Tourdias, T. / Wu, O. / Kim, J.S. / Breuer, L. / Singer, O.C. / Warach, S. / Christensen, S. / Treszl, A. / Forkert, N.D. / Galinovic, I. / Rosenkranz, M. / Engelhorn, T. / Kohrmann, M. / Endres, M. / Kang, D.W. / Dousset, V. / Sorensen, A.G. / Liebeskind, D.S. / Fiebach, J.B. / Fiehler, J. / Gerloff, C. / Stir, V.I. (2011): Investigators, DWI-FLAIR mismatch for the identification of patients with acute ischaemic stroke within 4.5 h of symptom onset (PRE-FLAIR): a multicentre observational study. In: Lancet Neurol, 10 (11), 978–986.

Thomalla, G. / Simonsen, C.Z. / Boutitie, F. / Andersen, G. / Berthezene, Y. / Cheng, B. / Cheripelli, B. / Cho, T.H. / Fazekas, F. / Fiehler, J. / Ford, I. / Galinovic, I. / Gellissen, S. / Golsari, A. / Gregori, J. / Gunther, M. / Guibernau, J. / Hausler, K.G. / Hennerici, M. / Kemmling, A. / Marstrand, J. / Modrau, B. / Neeb, L. / Perez de la Ossa, N. / Puig, J. / Ringleb, P. / Roy, P. / Scheel, E. / Schonewille, W. / Serena, J. / Sunaert, S. / Villringer, K. / Wouters, A. / Thijs, V. / Ebinger, M. / Endres, M. / Fiebach, J.B. / Lemmens, R. / Muir, K.W. / Nighoghossian, N. / Pedraza, S. / Gerloff, C. / WAKE-UP Investigators (2018): MRI-guided thrombolysis for stroke with unknown time of onset. In: N Engl J Med, 379 (7), 611–622.

Tortora, L. / Meynen, G. / Bijlsma, J. / Tronci, E. / Ferracuti, S. (2020): Neuroprediction and A.I. in forensic psychiatry and criminal justice: A neurolaw perspective. In: Front Psychol, 11, 220.

Uhlhaas, P.J. / Grent-›t-Jong, T. / Gross, J. (2018): Magnetoencephalography and translational neuroscience in psychiatry. In: JAMA Psychiatry, 75 (9), 969–971.

Van den Heuvel, M.P. / Fornito, A. (2014): Brain networks in schizophrenia. In: Neuropsychol Rev, 24 (1), 32–48.

Van der Meer, L.B. / Sprenger, G.P. / van Duijn, E. (2019): Psychological and psychiatric care for hereditary brain disorders. In: Ned Tijdschr Geneeskd, 163.

Van Eimeren, T. / Monchi, O. / Ballanger, B. / Strafella, A.P. (2009): Dysfunction of the default mode network in Parkinson disease: a functional magnetic resonance imaging study. In: Arch Neurol, 66 (7), 877–883.

Van Essen, D.C. / Ugurbil, K. / Auerbach, E. / Barch, D. / Behrens, T.E. / Bucholz, R. / Chang, A. / Chen, L. / Corbetta, M. / Curtiss, S.W. / Della Penna, S. / Feinberg, D. / Glasser, M.F. / Harel, N. / Heath, A.C. / Larson-Prior, L. / Marcus, D. / Michalareas, G. / Moeller, S. / Oostenveld, R. / Petersen, S.E. / Prior, F. / Schlaggar, B.L. / Smith, S.M. / Snyder, A.Z. / Xu, J. / Yacoub, E. / WU-Minn HCP Consortium (2012): The Human Connectome Project: a data acquisition perspective. In: Neuroimage, 62 (4), 2222–2231.

Vergani, F. / Mahmood, S. / Morris, C.M. / Mitchell, P. / Forkel, S.J. (2014): Intralobar fibres of the occipital lobe: a post mortem dissection study. In: Cortex, 56, 145–156.

Vernooij, M.W. / Ikram, M.A. / Tanghe, H.L. / Vincent, A.J. / Hofman, A. / Krestin, G.P. / Niessen, W.J. / Breteler, M.M. / van der Lugt, A. (2007): Incidental findings on brain MRI in the general population. In: N Engl J Med, 357 (18), 1821–1828.

Vidaurre, D. / Hunt, L.T. / Quinn, A.J. / Hunt, B.A.E. / Brookes, M.J. / Nobre, A.C. / Woolrich, M.W. (2018): Spontaneous cortical activity transiently organises into frequency specific phase-coupling networks. In: Nat Commun, 9 (1), 2987.

Vogt, G. / Laage, R. / Shuaib, A. / Schneider, A. / VISTA Collaboration (2012): Initial lesion volume is an independent predictor of clinical stroke outcome at day 90: an analysis of the Virtual International Stroke Trials Archive (VISTA) database. In: Stroke, 43 (5), 1266–1272.

Volzke, H. / Alte, D. / Schmidt, C.O. / Radke, D. / Lorbeer, R. / Friedrich, N. / Aumann, N. / Lau, K. / Piontek, M. / Born, G. / Havemann, C. / Ittermann, T. / Schipf, S. / Haring, R. / Baumeister, S.E. / Wallaschofski, H. / Nauck, M. / Frick, S. / Arnold, A. / Junger, M / Mayerle, J. / Kraft, M. / Lerch, M.M. / Dorr, M. / Reffelmann, T. / Empen, K. / Felix, S.B. / Obst, A. / Koch, B. / Glaser, S. / Ewert, R. / Fietze, I. / Penzel, T. / Doren, M. / Rathmann, W. / Haerting, J. / Hannemann, M. / Ropcke, J. / Schminke, U. / Jurgens, C. / Tost, F. / Rettig, R. / Kors, J.A. / Ungerer, S. / Hegenscheid, K. / Kuhn, J.P. / Kuhn, J. / Hosten, N. / Puls, R. / Henke, J. / Gloger, O. / Teumer, A. / Homuth, G. / Volker, U. / Schwahn, C. / Holtfreter, B. / Polzer, I. /

Kohlmann, T. / Grabe, H.J. / Rosskopf, D. / Kroemer, H.K. / Kocher, T. / Biffar, R. / John, U. / Hoffmann, W. (2011): Cohort profile: the study of health in Pomerania. In: Int J Epidemiol, 40 (2), 294–307.

Vorwerk, J. / Cho, J.H. / Rampp, S. / Hamer, H. / Knosche, T.R. / Wolters, C.H. (2014): A guideline for head volume conductor modeling in EEG and MEG. In: Neuroimage, 100, 590–607.

Vrba, J. (2002): Magnetoencephalography: the art of finding a needle in a haystack. In: Physica C: Superconductivity, 368 (1), 1–9.

Walsa, R. (1998): Phrenology as an unsuccessful adventure in cerebral localization (Franz Joseph Gall: 1758–1828). In: Orv Hetil, 139 (50), 3025–3031.

Wang, L.E. / Fink, G.R. / Diekhoff, S. / Rehme, A.K. / Eickhoff, S.B. / Grefkes, C. (2011): Noradrenergic enhancement improves motor network connectivity in stroke patients. In: Ann Neurol, 69 (2), 375–388.

Wang, L.E. / Tittgemeyer, M. / Imperati, D. / Diekhoff, S. / Ameli, M. / Fink, G.R. / Grefkes, C. (2012): Degeneration of corpus callosum and recovery of motor function after stroke: a multimodal magnetic resonance imaging study. In: Hum Brain Mapp, 33 (12), 2941–2956.

Warner, J.J. / Harrington, R.A. / Sacco, R.L. / Elkind, M.S.V. (2019): Guidelines for the early management of patients with acute ischemic stroke: 2019 update to the 2018 guidelines for the early management of acute ischemic stroke. In: Stroke, 50 (12), 3331–3332.

Weiner, K.S. / Yeatman, J.D. / Wandell, B.A. (2017): The posterior arcuate fasciculus and the vertical occipital fasciculus. In: Cortex, 97, 274–276.

Wersching, H. / Berger, K. (2012): Neue Kohorten: Die BiDirect-Studie. In: Bundesgesundheitsblatt, 55, 822–823.

Whitwell, J.L. / Jack, C.R. Jr. / Boeve, B.F. / Parisi, J.E. / Ahlskog, J.E. / Drubach, D.A. / Senjem, M.L. / Knopman, D.S. / Petersen, R.C. / Dickson, D.W. / Josephs, K.A. (2010): Imaging correlates of pathology in corticobasal syndrome. In: Neurology, 75 (21), 1879–1887.

Yang, J. / Archer, D.B. / Burciu, R.G. / Muller, M. / Roy, A. / Ofori, E. / Bohnen, N.I. / Albin, R.L. / Vaillancourt, D.E. (2019): Multimodal dopaminergic and free-water imaging in Parkinson's disease. In: Parkinsonism Relat Disord, 62, 10–15.

Yeatman, J.D. / Weiner, K.S. / Pestilli, F. / Rokem, A. / Mezer, A. / Wandell, B.A. (2014): The vertical occipital fasciculus: a century of controversy resolved by in vivo measurements. In: Proc Natl Acad Sci U S A, 111 (48), E5214–5223.

Yoo, A.J. / Leslie-Mazwi, T.M. / Riedel, C.H. / Chandra, R.V. (2013): Pathologic validation of clot length determined using thin section non-contrast CT. In: J Neurointerv Surg, 5 (4), e16.

Zanigni, S. / Evangelisti, S. / Testa, C. / Manners, D.N. / Calandra-Buonaura, G. / Guarino, M. / Gabellini, A. / Gramegna, L.L. / Giannini, G. / Sambati, L. / Cortelli, P. / Lodi, R. / Tonon, C. (2017): White matter and cortical changes in atypical parkinsonisms: A multimodal quantitative MR study. In: Parkinsonism Relat Disord, 39, 44–51.

Zeighami, Y. / Ulla, M. / Iturria-Medina, Y. / Dadar, M. / Zhang, Y. / Larcher, K.M. / Fonov, V. / Evans, A.C. / Collins, D.L. / Dagher, A. (2015): Network structure of brain atrophy in de novo Parkinson's disease. In: eLife, 4, e08440.

Zhan, Z.W. / Lin, L.Z. / Yu, E.H. / Xin, J.W. / Lin, L. / Lin, H.L. / Ye, Q.Y. / Chen, X.C. / Pan, X.D. (2018): Abnormal resting-state functional connectivity in posterior cingulate cortex of Parkinson's disease with mild cognitive impairment and dementia. In: CNS Neurosci Ther, 24 (10), 897–905.

Zhuang, X. / Walsh, R.R. / Sreenivasan, K. / Yang, Z. / Mishra, V. / Cordes, D. (2018): Incorporating spatial constraint in co-activation pattern analysis to explore the dynamics of resting-state networks: An application to Parkinson's disease. In: Neuroimage, 172, 64–84.

Frederike Seitz

II. Bildgebung in den Neurowissenschaften: Rechtliche Aspekte

1. Einleitung

Bildgebende Verfahren[1] kommen in der Medizin bereits seit längerer Zeit zum Einsatz. Der enorme Fortschritt dieser Methoden, die Verbesserung im Hinblick auf deren Genauigkeit aber auch die Weiterentwicklung sowie die Entwicklung neuer Verfahren haben in den Neurowissenschaften zu einem erheblichen Erkenntnisgewinn geführt. *Neuro-Imaging*-Verfahren und die Fortschritte der Neurowissenschaften gehen insofern Hand in Hand. Durch diese Verfahren können zunehmend Erkenntnisse über das Gehirn und seine Funktionen gewonnen werden.

Dies ließ auch die Rechtswissenschaft nicht unberührt. Während in den USA bereits seit dreißig Jahren *Neuro-Imaging*-Verfahren bei Gerichtsverhandlungen eingesetzt werden, sind Diskussionen hierüber in der deutschen Rechtswissenschaft vergleichsweise neu. Nichtsdestotrotz scheint von neurowissenschaftlichen Erkenntnissen eine beträchtliche Brisanz auch für rechtliche Sachverhalte auszugehen. In besonderem Ausmaß zeigte sich diese im Rahmen der Diskussion um die Frage nach ›kranken Gehirnen‹, Neurodeterminismus und der Legitimation des strafrechtlichen Schuldprinzips. Dies gilt aber nicht nur für das Strafrecht; der potenzielle Einfluss der Neurowissenschaft auf andere Rechtsgebiete, sei es das Zivilrecht oder das Verfassungsrecht, erweist sich ebenfalls als nicht unerheblich. Über den grundsätzlichen Einsatz bildgebender Verfahren und hiermit im Zusammenhang stehende rechtliche Fragestellungen soll im Folgenden ein Überblick geliefert werden.

[1] Mein herzlicher Dank für die Unterstützung und die Geduld bei medizinischen Fragestellungen gilt Herrn Hector Saadi Tadeo Santos.

Die anschließenden Ausführungen können dabei in grundsätzlich zwei Teile untergliedert werden: Zunächst werden die allgemeinen rechtlichen Voraussetzungen der Anwendung bildgebender Verfahren dargelegt sowie verschiedene bildgebende Verfahren in Kürze dargestellt und im Hinblick auf deren rechtliche Einordnung beleuchtet. Sodann wird der Einsatz bildgebender Verfahren in der klinischen Forschung eingehend erörtert. Betrachtet wird insbesondere der Einsatz dieser Methoden ›zum Selbstzweck‹, wenn also mittels dieser Verfahren Erkenntnisse über das Gehirn mit dem Zweck des Erkenntnisgewinns erlangt werden sollen. Im Anschluss hieran wird der Einsatz von Neuro-Imaging in der ärztlichen Heilbehandlung betrachtet. Gesondert wird daraufhin der Zufallsbefund thematisiert. Im Anschluss werden potenzielle Folgen der Anwendung insbesondere für das Strafrecht diskutiert.

2. Bildgebende Verfahren

Im Rahmen der Neurowissenschaften kommen verschiedene bildgebende Verfahren zum Einsatz. Diese können dem Grund nach in morphologische sowie funktionelle Bildgebungsverfahren eingeteilt werden. Während die morphologische Bildgebung Strukturen und Formen darstellt, können mittels der funktionellen Bildgebung auch zeitlich veränderbare physiologische Prozesse deutlich gemacht werden. Funktionelle bildgebende Verfahren dienen also gerade dazu, Stoffwechselaktivitäten oder Blutflussmessungen zu visualisieren. Eingesetzt werden diese u. a. in der Neuropsychiatrie, um beispielsweise Kognition, Emotionen, Sprache und Motorik zu erforschen.

Die jeweiligen Verfahren greifen dabei auf unterschiedliche physikalische Mechanismen zurück. Von rechtlicher Relevanz ist insoweit die Unterscheidung zwischen solchen Verfahren, die sich ionisierende Strahlung zu Nutzen machen oder auf die Verabreichung von radioaktiven Kontrastmitteln (Radiopharmaka) angewiesen sind, und anderen Verfahren, die dessen nicht bedürfen. Basieren die Methoden auf dem Einsatz ionisierender Strahlung oder der Injektion von radioaktiven Stoffen, ist das Strahlenschutzgesetz einschlägig (§ 1 Abs. 1 Nr. 1 iVm § 2 Abs. 1, Abs. 2, Abs. 5 Nr. 3, Abs. 8 StrlSchG). Einfluss hat dies in rechtlicher Hinsicht unter anderem auf die Anwendung bildgebender Verfahren in der klinischen Forschung und der ärztlichen Heilbehandlung.[2]

2.1 Auf ionisierender Strahlung/radioaktiven Stoffen basierende bildgebende Verfahren[3]

Ohne auf die physikalische Wirkung ionisierender Strahlung oder die Gabe radioaktiver Kontrastmittel im Einzelnen einzugehen, kann deren Anwendung an lebenden Zellen oder Organismen, Schäden an diesen verursachen.[4] Weil von bildgebenden Verfahren, die auf ionisierende Strahlung und/oder radioaktive Kontrastmittel zurückgreifen, also eine potenziell höhere Gefahr für Proband*innen oder Patient*innen ausgeht, unterliegen diese Verfahren den vergleichsweise strengeren Anforderungen des Strahlenschutzgesetzes, die sich auf mannigfaltiger Ebene auswirken.[5] Gleiches gilt, wenn kombinierte Verfahren, also solche, die entweder auf radioaktive Stoffe oder ionisierende Strahlungen zurückgreifen, mit solchen eingesetzt werden, die nicht auf deren Anwendung basieren. Beispielhaft sei hier der PET/MRT genannt.

Auf ionisierende Strahlung greifen zahlreiche Verfahren, darunter die *Szintigrafie*, die *Positronen-Emmisions-Tomographie* (PET), *Computertomographie* (CT) sowie *Single-Photon-Emissions-Computertomographie* (SPECT) zurück. Gemein ist allen Verfahren, dass sie Stoffwechselprozesse und Zellfunktionen im Körper visuell darstellen und die Intensität eines biochemischen Prozesses messen können.

Die Bildgebung mittels *Szintigrafie* beruht auf der Gabe eines radioaktiven Arzneimittels, welches sich in dem zu untersuchenden Körperbereich anreichert. Die von dem radioaktiven Stoff ausgehende

[2] Vgl. Abschnitt 3 (« Der Einsatz bildgebender Verfahren zum Zwecke von ärztlicher Heilbehandlung und klinischer Forschung »).

[3] Ausführlich bzgl. der medizinischen Grundlagen jener Verfahren vgl. insbesondere den ersten Teil (Medizinische Aspekte) des vorliegenden Sachstandsberichts.

[4] Vgl. Dössel 2016: 187 ff.

[5] Dies gilt nicht nur für die hier noch näher zu erörternder Aufklärung der Patientin bzw. des Patienten über die klinische Forschung, die auf bildgebende Verfahren zurückgreift, sondern auch für das behandelnde medizinische Personal selbst. Vgl. hierzu: §§ 69 ff. StrlSchG.

Strahlung wird schließlich mittels der so genannten Gammakamera sichtbar gemacht.[6]

Wie auch bei der Szintigrafie wird den Proband*innen oder Patient*innen bei dem *PET-Scan* ein radioaktives Mittel verabreicht. Im Unterschied zur Szintigrafie jedoch werden mit der PET Schnittbilder erzeugt. Gleiches gilt für die *SPECT*, die jedoch auf eine andere Strahlung als die PET zurückgreift.[7]

Bei der *Computertomographie* (CT) handelt es sich um ein spezielles Röntgenverfahren. Im Unterschied zum gewöhnlichen Röntgen, welches ein Objekt durchleuchtet, wird bei der Computertomographie das zu untersuchende Objekt aus verschiedenen Richtungen durchleuchtet und so ein Profil des Objekts erstellt. Maßgeblich ist, dass es sich bei der Röntgenstrahlung um ionisierende Strahlung handelt. Um aussagekräftigere Bilder zu erhalten, bedarf es gelegentlich der Gabe eines Kontrastmittels, das in aller Regel nicht radioaktiv, sondern jodhaltig ist.

2.2 Nicht auf ionisierender Strahlung/radioaktiven Stoffe basierende Verfahren[8]

Bildgebende Verfahren, die weder auf ionisierender Strahlung basieren noch auf die Gabe von Kontrastmitteln angewiesen sind, sind beispielsweise die *Elektroenzephalografie* (EEG) und die *Magnetoenzephalogie* (MEG).

Während mittels des EEG Aktivitäten des Gehirns durch Spannungsschwankungen an der Kopfoberfläche gemessen und dargestellt werden können, misst das MEG die magnetische Aktivität des Gehirns. Ein Vorteil des MEG gegenüber dem EEG ist, dass Gehirnaktivitäten vergleichsweise besser lokalisiert werden können.

Von größerer Bedeutung für die Neurowissenschaften ist der Einsatz der *funktionellen Magnetresonanztomographie* (fMRT). Dieses ebenso auf dem Magnetismus beruhende Verfahren stellt Schichtbilder des beleuchteten Areals her. Da im Rahmen dieses Verfahrens

6 Vgl. Gruber 2016: 4.

7 Vgl. Dössel 2016: 201 ff.

8 Vgl. die ausführliche Darstellung der medizinischen Grundlagen dieser Verfahren im ersten Teil (Medizinische Aspekte) des vorliegenden Sachstandsberichts.

der BOLD-Effekt[9] zur Anwendung kommt, vereinfacht gesprochen also die natürlichen magnetischen Eigenschaften des Hämoglobins genutzt werden, bedarf es keiner weiteren Verabreichung eines Kontrastmittels.

3. Der Einsatz bildgebender Verfahren zum Zwecke von ärztlicher Heilbehandlung und klinischer Forschung

3.1 Ärztliche Heilbehandlung, individueller Heilversuch und klinische Forschung

Unterschieden wird in der Rechtswissenschaft grundsätzlich zwischen ärztlicher Heilbehandlung, individuellem Heilversuch und Forschungseingriff. Relevant ist dies vor allem für die Legitimation eines Eingriffs, der jeweils unterschiedliche Voraussetzungen hat. Diese können auf folgende Kerngedanken zurückgeführt werden: Im Gegensatz zur Heilbehandlung mittels einer Standardmaßnahme kennzeichnet sich der individuelle Heilversuch zwar durch eine erhöhte Unsicherheit bezüglich Risiken und Nebenwirkungen, er dient aber ebenso der Heilung der Patient*innen und verfolgt damit einen (primär) therapeutischen Zweck[10]. Zwecksetzung des Forschungseingriffs am Menschen hingegen ist der wissenschaftliche Erkenntnisgewinn, sodass höhere Anforderungen erfüllt sein müssen,[11] um einen solchen durchführen zu dürfen.

Es liegt auf der Hand, dass die Abgrenzung von Heil- und Forschungseingriff beispielsweise bei der Durchführung von Reihenheilversuchen oder klinischen Studien an erkrankten Testpersonen schwierig ist, da dann sowohl therapeutische als auch wissenschaftliche Zwecke verfolgt werden. Die aus der Einordnung folgenden Konsequenzen sind jedoch nicht nur rechtlich, sondern gerade auch für die Proband*innen oder Patient*innen erheblich.

---

[9] D. h. »blood oxygenation-level dependent« – vgl. hierzu auch den ersten Teil (Medizinische Aspekte) des vorliegenden Sachstandsberichts.

[10] Vgl. Kern 2019: Rn. 20.

[11] Vgl. Kern 2019: Rn. 21.

3.2 Klinische Forschung

Die Bestimmung der rechtlichen Rahmenbedingungen der klinischen Forschung erfolgt grundsätzlich nach dem verfolgten Zweck: Dient die klinische Forschung beispielsweise der Einführung eines neuen bildgebenden Verfahrens, hat diese andere Voraussetzungen als die Erprobung eines neuen Arzneimittels, die auf den Einsatz bildgebender Verfahren zurückgreift.

Der Vollständigkeit halber und deswegen auch nur in gebotener Kürze seien im Folgenden die Voraussetzungen der klinischen Forschung zur Einführung eines neuen bildgebenden Verfahrens sowie der klinischen Forschung zur Erprobung eines Arzneimittels dargestellt.

Von praktisch höherer Relevanz jedoch, und deswegen eingehender behandelt, wird die Frage nach dem Einsatz bildgebender Verfahren zum Selbstzweck respektive dem Erkenntnisgewinn des Gehirns im weitesten Sinne.

3.2.1 Anwendbarkeit des Strahlenschutzgesetzes

Verfolgt der Einsatz bildgebender Verfahren einen »Selbstzweck«, weil mittels des Neuro-Imaging neue Erkenntnisse über das Gehirn und dessen Funktionsweisen erzielt werden sollen, kommen, je nach Verfahrensart und Forschungsbereich, keine spezialgesetzlichen Regelungen zum Einsatz[12].

Etwas anderes gilt im Rahmen solcher Anwendungen, deren Funktion auf ionisierender Strahlung oder auf der Anwendung radioaktiver Stoffe basiert. Hier sind die besonderen Regelungen des zum 01.01.2019 in Kraft getretenen *Strahlenschutzgesetzes*, §§ 31–37 StrlSchG, und darüber hinaus die Regelungen der Strahlenschutzverordnung zu beachten. Diese wirken sich ebenfalls auf die klinische Forschung, die sich innerhalb des Medizinprodukte- und Arzneimittelrechts bewegt, aus.

---

[12] Zu differenzieren ist hinsichtlich des Bereichs, ob das Forschungsvorhaben durch Mediziner oder Nicht-Mediziner durchgeführt wird. Für Mediziner kommen hier standesrechtliche Regelungen und insbesondere § 15 Berufsordnung der Ärzte zur Anwendung, wonach das Vorhaben durch eine nach Landesrecht gebildete Ethikkommission beraten werden muss.

3.2.1.1 Anwendbarkeit des StrlSchG im Rahmen der medizinischen Forschung

Voraussetzung dafür, dass die §§ 31–37 StrlSchG einschlägig sind, ist zunächst, dass die Anwendung radioaktiver Mittel oder ionisierender Strahlung zum Zweck der medizinischen Forschung stattfindet – es sich mithin um eine studienbedingte Maßnahme handelt. Hierunter ist gemäß § 5 Abs. 23 S. 1 StrlSchG die Fortentwicklung medizinischer Untersuchungsmethoden, Behandlungsverfahren oder medizinischen Wissenschaft zu verstehen. Sie liegt nicht vor, wenn die Anwendung ausschließlich der Untersuchung oder Behandlung einer einzelnen Person dient. Gilt es also mittels bildgebender Verfahren grundlegende Erkenntnisse des Gehirns zu gewinnen, sind die §§ 31–37 StrlSchG zu beachten.

3.2.1.2 Genehmigung- und Anzeigeverfahren, §§ 31, 32 StrlSchG

Grundsätzlich bedarf die Forschung unter Einsatz eines radioaktiven Mittels oder ionisierender Strahlung einer strahlenschutzrechtlichen Genehmigung, § 31 StrlSchG.

Dies gilt nicht, wenn es sich um eine anzeigebedürftige Anwendung im Sinne des § 32 Abs. 1 StrlSchG handelt. Hiervon ist auszugehen, wenn das Forschungsvorhaben die Prüfung von Sicherheit oder Wirksamkeit eines Verfahrens zur Behandlung volljähriger, kranker Menschen zum Gegenstand hat (§ 32 Abs. 1 Nr. 1 StrlSchG) und die Anwendung radioaktiver Stoffe oder ionisierender Strahlung nicht selbst Gegenstand des Forschungsvorhabens ist (§ 32 Abs. 1 Nr. 2 StrlSchG). Die Anzeige ist damit als ›ein Weniger‹ zur Genehmigung zu begreifen. Sie kommt immer dann zum Zuge, wenn das Forschungsvorhaben gerade nicht der Erforschung des radioaktiven Mittels oder der ionisierenden Strahlung selbst dient. Dies ist dann der Fall, wenn der Einsatz nur zu begleitdiagnostischen Zwecken erfolgt,[13] was im Rahmen der neurowissenschaftlichen Forschung jedoch zumeist gegeben ist. Zu beachten ist jedoch ferner, dass die Anwendung nur dann anzeige- und nicht genehmigungsbedürftig ist, wenn die Forschung kranke Personen betrifft. Betrifft das Forschungs-

[13] Vgl. Nölling 2018: 276.

vorhaben gesunde Personen, ist wiederum eine Genehmigung nach § 31 StrlSchG einzuholen.[14]

3.2.1.3. Forschung an nicht Einwilligungsfähigen und Minderjährigen

Nicht Einwilligungsfähige und Minderjährige dürfen nur dann in das Forschungsvorhaben inkludiert werden, wenn die Voraussetzungen des § 136 StrlSchVO vorliegen. Hieraus folgt insbesondere, dass die Forschung nicht an gesunden Proband*innen erfolgen darf, § 136 Abs. 1 S. 1 Nr. 1–3 StrlSchVO. Darüber hinaus bedarf es insoweit auch der Aufklärung und Einwilligung des gesetzlichen Vertreters[15], § 136 Abs. 2 StrlSchVO.

3.2.2 Klinische Studien zum Zwecke der Einführung neuer bildgebender Verfahren

Wird eine klinische Studie durchgeführt, die der Erforschung eines bildgebenden Verfahrens dienen soll, kommen grundsätzlich die Regelungen der *EU-Verordnung 745/2017* (so genannte *Medical Device Regulation*, kurz: MDR) sowie des *Medizinproduktedurchführungsgesetzes* (MPDG) zur Anwendung.[16] Da sich seit der Umsetzung der MDR erhebliche Veränderungen im Rahmen der Medizinprodukteprüfung ergeben haben, seien diese zumindest kursorisch dargestellt.

Differenziert werden muss – wie auch nach alter Rechtslage – grundsätzlich danach, ob das bildgebende Verfahren bereits eine CE-Kennzeichnung besitzt. Ist das der Fall, stellt sich die Frage, ob es sich um eine Studie zur weitergehenden Bewertung im Sinne des Art. 74 MDR oder um eine solche zu rein wissenschaftlichen Fragestellungen handelt, Art. 82 MDR. Letzteres dürfte dabei eher die Ausnahme als die Regel bilden.[17]

---

14 Zu dem Prozedere im Einzelnen vgl. Nölling 2018: 279 ff.

15 Es handelt sich hierbei um einen feststehenden juristischen Begriff, der Personen jeglicher geschlechtlichen Identität umfasst.

16 Ausführlich hierzu vgl. beispielsweise Rehmann 2014: 547 ff.

17 Sollte die Studie doch rein wissenschaftlichen Fragestellungen dienen, wäre weiterhin danach zu differenzieren, ob die Entwicklung oder Beobachtung gegenwärtigen oder künftigen Herstellern dient oder ob diese Teil eines klinischen Entwicklungsplans

Dient das Vorhaben also der weitergehenden Bewertung des Produktes, ist danach zu unterscheiden, ob es außerhalb der Zweckbestimmung eingesetzt wird, was die Einschlägigkeit des Art. 74 Abs. 2 MDR zur Folge hat und damit eine zustimmende Stellungnahme der zuständigen Ethikkommission nach § 31 Abs. 1 Nr. 2 MPDG sowie das Verfahren nach § 31 MPDG bei der Bundesoberbehörde voraussetzt. Wird es innerhalb der Zweckbestimmung eingesetzt und erfolgen sodann auch keine zusätzlich invasiven oder belastenden Maßnahmen, ist das Vorhaben lediglich berufsrechtlich nach § 15 der Berufsordnung der Ärzte zu beraten. Andernfalls ist Art. 74 Abs. 1 MDR anzuwenden: Es bedarf einerseits der Zustimmung der Ethikkommission (Art. 62 Abs. 4 lit.b MDR iVm §§ 33 MPDG) sowie eines Anzeigeverfahrens bei der Bundesoberbehörde (§ 85 Abs. 2 Nr. 6 MPDG). Besitzt das Medizinprodukt bislang keine CE-Kennzeichnung und soll die Studie die Konformität dessen feststellen, greift Art. 62 MDR und damit die Vorschriften für die klinische Prüfung. Es bedarf damit einerseits der zustimmenden Bewertung der Ethikkommission nach § 31 Abs. 1 Nr. 2 MPDG sowie bei Produkten der Klasse I/IIa eines Validierungsverfahrens nach § 31 Abs. 1 Nr. MPDG oder bei solchen der Klasse IIb/III eines Genehmigungsverfahrens nach § 31 Abs. 2 Nr. 1 MPDG. Die weiteren Voraussetzungen der klinischen Prüfung seien sodann im Folgenden erörtert.

3.2.2.1 Anwendbarkeit von MDR und MPDG

Die Vorrichtungen zur Bildgebung sind als Medizinprodukte im Sinne des § 2 Abs. 1 S. 2 MPDG iVm Art. 2 Nr. 1 MDR zu qualifizieren. Bei diesen handelt es sich um Apparate, die für diagnostische Zwecke

---

sind (§ 3 Nr. 4 MPDG). Ist dies der Fall wäre wiederum erneut Art. 74 MDR anzuwenden und von einer Studie zur weitergehenden Bewertung auszugehen. Wird dies wiederum verneint, handelt es sich um eine sonstige klinische Prüfung nach § 47 MPDG. Sodann gilt es zu klären, ob zusätzlich invasive und/oder belastende Maßnahmen stattfinden und ob das Medizinprodukt außerhalb der Zweckbestimmung oder ohne gültige CE-Kennzeichnung eingesetzt wird. Nur wenn dies ebenfalls verneint werden kann, ist § 47 Abs. 3 MPDG einschlägig, mit der Folge, dass das Vorhaben nur durch die zuständige, nach Landesrecht gebildete, Ethikkommission beraten werden muss. Andernfalls sind § 47 Abs. 1, Abs. 2 MPDG einschlägig, sodass es der Zustimmung der Ethikkommission nach § 52 MPDG und eines Anzeigeverfahrens nach §§ 53 iVm 47 Abs. 2. Nr. 2 MPDG und damit der Einreichung des Vorhabens über DMIDS bedarf.

eingesetzt werden und deren Hauptwirkung physikalisch hervorgerufen wird. Die etwaige Gabe von Kontrastmitteln ist dabei nur als Unterstützung der Vorrichtung und deren Wirkweise zu begreifen.

3.2.2.2 Übersicht der Voraussetzungen

Die näheren Voraussetzungen der klinischen Prüfung eines Medizinprodukts werden dabei in den Art. 62–72 MDR festgelegt. Diese gliedern sich im Wesentlichen nach allgemeinen Voraussetzungen, Art. 62 und 63 MDR, besonderen Voraussetzungen bei der Durchführung der klinischen Prüfung mit nicht einwilligungsfähigen Prüfungsteilnehmenden, Minderjährigen und schwangeren oder stillenden Frauen (Art. 64–66 MDR). Von besonderer Relevanz, um die Rechte der Versuchsperson zu bewahren, ist, dass diese umfänglich über das Vorhaben aufgeklärt wird und in dieses einwilligt, Art. 63 MDR iVm § 28 MPDG.

3.2.2.3 Forschung an nicht Einwilligungsfähigen und Minderjährigen

Wird die Forschung an Minderjährigen durchgeführt, ist insbesondere Art. 65 MDR zu beachten. Demnach muss das Medizinprodukt gerade Minderjährigen dienen und der Forschungszweck nicht ebenso gut an Erwachsenen erreicht werden können. Da wohl nur in den seltensten Fällen ein spezielles bildgebendes Verfahren für Kinder und Jugendliche entwickelt werden wird, ist die Erforschung grundsätzlich an Erwachsenen vorzunehmen.

Zwar darf die Erforschung auch an nicht einwilligungsfähigen Personen stattfinden, jedoch müssen dann die Voraussetzungen des Art. 64 MDR erfüllt sein. Die klinische Prüfung muss demnach mit dem Krankheitszustand der*des Betroffenen stehen und einen direkten Nutzen für dessen*deren Gesundheitszustand erwarten lassen, der schließlich auch von den zu erwartenden Risiken überwogen wird. Schließlich bedarf es hier ebenso der Einwilligung des gesetzlichen Vertreters nach den Maßgaben der Art. 64 Abs. 1 lit.a MDR iVm § 28 Abs. 3 MPDG.

3.2.2.4 Strahlenschutzgesetz

Soweit im Rahmen der klinischen Forschung eines neuen bildgebenden Verfahrens radioaktive Stoffe oder ionisierende Strahlung am Menschen angewandt werden, sind die besonderen Regelungen des Strahlenschutzgesetzes zu beachten.[18]

3.2.3 *Klinische Studien unter Einsatz von bildgebenden Verfahren zur Erprobung von Arzneimitteln*

Werden bildgebende Verfahren eingesetzt, um die Wirksamkeit von Arzneimitteln zu erproben, kommen die Vorschriften des Arzneimittelgesetzes zur Anwendung.

3.2.3.1 Anwendbarkeit des AMG

Unter einer klinischen Prüfung am Menschen ist dabei jede am Menschen durchgeführte Untersuchung zu begreifen, die dazu bestimmt ist, klinische oder pharmakodynamische Wirkungen eines oder mehrerer Arzneimittel zu erforschen oder zu bestätigen, oder jegliche Nebenwirkungen festzustellen oder die Absorption, die Verteilung, den Stoffwechsel oder die Ausscheidung zu untersuchen, mit dem Ziel, die Sicherheit und/oder Wirksamkeit dieser Arzneimittel festzustellen, vgl. Art. 2 Abs. 2 VO (EU) 536/2014 (so genannte CTR) iVm § 4 Abs. 23 S. 1 AMG.

Liegt der Fokus damit auf der Erforschung eines Arzneimittels und werden hierzu bildgebende Verfahren eingesetzt, sind diese lediglich als Begleitdiagnostik zu begreifen.

3.2.3.2 Übersicht der Voraussetzungen

Werden die Wirkungen von Arzneimitteln erprobt, sind die §§ 40 ff. AMG einzuhalten, wobei sich unter dem Einsatz von bildgebenden Verfahren keine Besonderheiten zu klinischen Studien ergeben, die nicht auf solche zurückgreifen. Zu beachten sind bei der Prüfung eines neuen Arzneimittels insbesondere die allgemeinen und besonderen Voraussetzungen der §§ 40a, 40b AMG. Daneben ist ein zustim-

[18] Vgl. dazu den Abschnitt 3.2.1 (»Anwendbarkeit des Strahlenschutzgesetzes«).

mendes Votum der nach Geschäftsverteilungsplan zuständigen Ethikkommission einzuholen, § 41 AMG.

3.2.3.3 Forschung an nicht Einwilligungsfähigen und Minderjährigen

Wird das Arzneimittel an Minderjährigen oder nicht einwilligungsfähigen Personen erprobt, gilt es, die Art. 29 VO (EU) 536/2014 iVm § 40b Abs. AMG zu beachten. Unter anderem muss das Arzneimittel der Person selbst dienen und eine Einwilligung des gesetzlichen Vertreters eingeholt werden.

3.2.3.4 Strahlenschutzgesetz

Etwas anderes gilt dann, wenn radioaktive Stoffe verabreicht oder ionisierende Strahlungen eingesetzt werden. Hier ist zu differenzieren, ob die radioaktiven Stoffe selbst Inhalt des Forschungsvorhabens sind. Dann bedarf es einer strahlenschutzrechtlichen Genehmigung nach § 31 StrlSchG: Ist dies nicht der Fall, ist die Anzeige des Forschungsvorhabens nach § 32 StrlSchG ausreichend.

3.2.4 Klinische Studien unter Einsatz von bildgebenden Verfahren zu anderen Zwecken

Werden bildgebende Verfahren weder dazu eingesetzt, ein neues bildgebendes Verfahren zu entwickeln, noch um ein Arzneimittel zu erforschen, greifen weder das Medizinprodukte- noch das Arzneimittelgesetz. Insofern gelten, sofern § 15 Berufsordnung der Ärzte nicht anwendbar ist, die für die Forschung am Menschen etablierten Standards,[19] die es im Weiteren näher zu beleuchten gilt.

---

[19] Vgl. Lipp 2009: 345.

3.2.4.1 Allgemeine Voraussetzungen der klinischen Forschung zu anderen Zwecken

Grundlage für einen Forschungseingriff ist ein mit dem*der Proband*in geschlossener Vertrag, der inhaltlich an die Art und Ausgestaltung der Forschung angepasst werden muss.[20] Weil die Teilnahme der*des Proband*in an dem wissenschaftlichen Experiment auf deren*dessen freiwilliger Einwilligung beruht, muss sie*er zunächst vollumfänglich über bestehende Risiken des Experiments aufgeklärt werden.[21] Überdies muss ihr*ihm die Möglichkeit eröffnet werden, jederzeit ihre*seine Einwilligung zu widerrufen und damit das Experiment abbrechen zu können.[22] Wird die Forschung an einer kranken Person durchgeführt, muss der Forschungseingriff darüber hinaus medizinisch indiziert sein. Etwas anderes gilt freilich dann, wenn der Forschungseingriff keinen therapeutischen Zweck verfolgt, da sodann die medizinische Indikation den Eingriff nicht mehr legitimiert.[23] Vielmehr bedarf es dann ebenfalls der wissenschaftlichen sowie ethischen Vertretbarkeit der geplanten Forschung. Wird die wissenschaftliche Forschung an einer gesunden Testperson vorgenommen, müssen nicht nur, wie bei der ärztlichen Behandlung oder dem individuellen Heilversuch, die Risiken des Eingriffs und die Chancen und Nutzen der Behandlung für sie in Ausgleich gebracht werden. Da die Forschung in diesem Fall jedenfalls auch der Allgemeinheit dient, gilt es sowohl die Interessen der Proband*innen wie auch die Chancen und Nutzen anderer Patient*innen sowie der Allgemeinheit abzuwägen.[24] Kann die wissenschaftliche Forschung nämlich der Heilung einer erkrankten Person dienen, können ihr mehr gesundheitliche Risiken zugemutet werden, als wenn von dem Vorhaben kein individueller Nutzen für die Proband*innen ausgeht.[25]

Die Durchführung der wissenschaftlichen Forschung muss schließlich wissenschaftlich gerechtfertigt sein und wissenschaftli-

---

[20] Vgl. Ibid.: 347; zur Ausgestaltung solcher Verträge vgl. Ehling / Vogeler 2008: 272–281.

[21] So auch gesetzlich bezüglich Medizinprodukten in § 20 Abs. 2 MPG sowie in § 40 Abs. 2 AMG. Daneben vgl. Kern 2019: Rn. 67 ff.; vgl. Deutsch / Spickhoff 2014: Einleitung Rn. 66.

[22] Vgl. Deutsch / Spickhoff 2014: Einleitung Rn. 66; Lipp 2009: 347.

[23] Vgl. Lipp 2009: 347.

[24] Ibid.

[25] Vgl. Kern 2019: Rn. 24.

chen Standards genügen. Dies setzt überdies voraus, dass eine ausreichende Dokumentation über die Forschung stattfindet.[26]

Um bei möglichen Schäden der Teilnehmer*innen einen finanziellen Ausgleich zu gewährleisten, muss darüber eine Versicherung abgeschlossen werden.[27] Daneben gilt es die jeweils zuständigen Ethikkommissionen an dem Verfahren zu beteiligen.[28]

3.2.4.2 Einwilligungsunfähige bzw. in ihrer Einwilligungsfähigkeit beschränkte Personen

Besondere ethische und rechtliche Betrachtung findet dabei häufig die Frage nach dem Umgang mit der klinischen Forschung an besonders verletzbaren Personen, wie beispielsweise Säuglingen, Kleinkindern, Demenzkranken oder psychisch erkrankten Personen. Da die informierte und freiwillige Einwilligung von Proband*innen oder Patient*innen als das »Kernstück der Legitimation der Forschung am Menschen«[29] begriffen werden kann, eine solche bei jenen vulnerablen Patient*innen allerdings meist nicht möglich sein dürfte, weil sie die Risiken der Forschung nicht in gleicher Weise abschätzen können, bedürfen sie eines besonderen rechtlichen Schutzes.

Im Anwendungsbereich von AMG und MDR/MPDG greifen diesbezüglich zumindest teilweise spezialgesetzliche Regelungen.[30]

Differenziert wird im Rahmen dieser zwischen Minderjährigen einerseits und nicht-einwilligungsfähigen Personen andererseits. Entscheidend ist ferner, ob das Forschungsvorhaben ausschließlich dem wissenschaftlichen Erkenntnisgewinn dient, oder ob darüber hinaus mit einem therapeutischen Nutzen für die Versuchsperson gerechnet werden kann. Ausgeschlossen ist die Forschung bei einwilligungsunfähigen Erwachsenen jedenfalls dann, wenn von ihr ausschließlich ein Gruppen- nicht aber individueller Nutzen ausgeht. Nicht möglich ist die nicht-therapeutische Forschung nach dem MDR/MPDG sowie Strahlenschutzgesetz ebenfalls bei Minderjährigen. Anders ausgestaltet ist dies im Rahmen des AMG: Hier darf nicht-therapeutische Forschung an Minderjährigen dann vorgenom-

---

26 Vgl. Lipp 2009: 347.

27 Vgl. Deutsch/Spickhoff 2014: Einleitung Rn. 68.

28 Ibid.

29 Lipp 2009: 349.

30 Siehe hierzu an anderer Stelle oben.

men werden, wenn die*der Minderjährige ebenfalls an der Erkrankung leidet, die erforscht werden soll oder wenn diese Krankheit auf Grund ihrer Spezifik nur an dieser Gruppe vorgenommen werden kann (z.B. Kinderkrankheiten).

Umstritten ist, ob außerhalb der Spezialgesetze mit nicht einwilligungsfähigen Personen überhaupt Forschung betrieben werden darf. Geht man davon aus, dass die Forschung mit einwilligungsunfähigen Personen grundsätzlich zulässig ist,[31] ist zunächst dem gesetzlichen Vertreter[32] eine besondere Rolle zuzusprechen. Dies gilt sowohl für einwilligungsunfähige Erwachsene wie auch Minderjährige.

3.2.4.2.1 Erwachsene

Soll das Forschungsvorhaben einwilligungsunfähige Erwachsene umfassen, bedarf es der Einbeziehung des gesetzlichen Vertreters (§ 1896 BGB). Entscheidend ist, dass die Entscheidung des Betreuers[33] über eine Teilnahme an der klinischen Forschung dem Wohl des Betreuten[34] entspricht. Dies bedeutet, dass sich der Betreuer nicht nur nach dem objektiven Wohl des Betreuten auszurichten hat, sondern insbesondere auch dessen subjektive Empfindungen in die Entscheidung mit einbeziehen muss. Im Ergebnis ist hier der mutmaßliche oder tatsächliche Wille des Betreuten von erheblicher Bedeutung.

Dies setzt eine Kommunikation zwischen Betreuer und Betreutem voraus, § 1901 Abs. 3 S. 3 BGB. Lehnt der Betreute die Teilnahme ab, darf der Betreuer nicht in die Forschung einwilligen. Stimmt der Betreute hingegen zu, darf der Betreuer nur dann ablehnen, wenn die Zustimmung auf der beschränkten Zustimmungsfähigkeit beruht und die Teilnahme überdies mit erheblichen Gefahren für den Betreuten verbunden wäre. Die Teilnahme an der Forschung erfordert dann sowohl die Aufklärung als auch Einwilligung des Betreuten wie auch des Betreuers.

---

31 Mit ausführlicher Argumentation vgl. Lipp 2009: 349 ff.

32 Es handelt sich hierbei um einen feststehenden juristischen Begriff, der Personen jeglicher geschlechtlichen Identität umfasst.

33 Es handelt sich hierbei um einen feststehenden juristischen Begriff, der Personen jeglicher geschlechtlichen Identität umfasst.

34 Es handelt sich hierbei um einen feststehenden juristischen Begriff, der Personen jeglicher geschlechtlichen Identität umfasst.

Ist der Betreute nicht mehr ansprechbar, muss sich die Zustimmung des Betreuers nach dem mutmaßlichen Willen des Betreuten richten.

3.2.4.2.2 Minderjährige

Anders zu beurteilen ist die Frage nach der rechtlichen Behandlung der Forschung an Minderjährigen. Gesetzliche Vertreter*innen sind hier qua Gesetz die Eltern (§ 1626 Abs. 1 BGB), die für alle Belange des Kindes zuständig sind. Im Gegensatz zum Betreuer, dürfen die Eltern auf Grund ihres Erziehungsauftrags das »Wohl des Kindes« inhaltlich selbst bestimmen. Grenze dessen ist, dass das Kind geschädigt wird und dies den Eltern zuzurechnen ist. Handelt es sich um Forschung, die ebenfalls einen therapeutischen Zweck für den Minderjährigen erfüllt, ist eine Zustimmung der Eltern unproblematisch möglich. Gleichwohl gilt es hier auch, die Interessen des Kindes insoweit zu beachten, als dass das Kind in die Entscheidung miteinzubeziehen ist, soweit es die Bedeutung und die Tragweite des Eingriffes erfassen kann.

Hat die Forschung dagegen keinen therapeutischen Nutzen, kommt es maßgeblich darauf an, welche Belastungen und Gefahren von dem Versuch ausgehen. Sind diese Risiken gering, steht auch hier einer Zustimmung zu dem Forschungsvorhaben zunächst nichts entgegen. Zu beachten ist hier ebenfalls der individuelle Reifegrad des Kindes, sodass es unter Umständen auch dessen Zustimmung bedarf.

3.2.4.2.3 Strahlenschutzgesetz

Differenziert werden muss auch an dieser Stelle zwischen solchen bildgebenden Verfahren, die auf den Einsatz radioaktiver Stoffe oder ionisierender Strahlung zurückgreifen und solchen, die hierauf nicht angewiesen sind. Auswirkungen hat dies wiederum auf die Anwendbarkeit des Strahlenschutzgesetzes. Handelt es sich um ein Forschungsvorhaben, das die Prüfung von Sicherheit und Wirksamkeit eines Verfahrens zur Behandlung volljähriger, kranker Menschen zum Gegenstand hat und ist die Anwendung radioaktiver Stoffe oder ionisierender Strahlung nicht selbst Gegenstand des Forschungsvorhabens, ist das Forschungsvorhaben nur bei der zuständigen Stelle anzuzeigen, vgl. § 32 StrlSchG. In allen anderen Fällen, also beispielsweise auch bei der Untersuchung gesunder Proband*innen, ist eine Genehmigung bei der zuständigen Strahlenschutzbehörde einzuholen, § 31 StrlSchG.

Handelt es sich um solche Verfahren, wie beispielsweise das fMRT, die nicht auf die Gabe radioaktiver Stoffe oder den Einsatz bildgebender ionisierender Strahlung angewiesen sind, greifen keine spezialgesetzlichen Regelungen.

3.3 Einsatz bildgebender Verfahren zum Zwecke der Heilbehandlung

Dient der Einsatz der bildgebenden Verfahren ausschließlich der Heilbehandlung, kommen die allgemeinen arztrechtlichen Grundsätze zum Tragen. Grundlage der Bildgebung ist damit ein zwischen behandelnder und behandelter Person geschlossener Dienstvertrag (*Behandlungsvertrag*), die Aufklärung durch die ärztliche Fachperson sowie die informierte Einwilligung der zu behandelnden Person in das Verfahren.

3.3.1 Behandlungsvertrag

Grundlage einer jeden Behandlung zwischen der ärztlichen Fachperson und dem erkrankten Menschen ist der geschlossene Behandlungsvertrag, §§ 630a ff. BGB. Mit diesem verpflichtet sich die ärztliche Fachperson zu der Behandlung des erkrankten Menschen. Die zu behandelnde Person verpflichtet sich im Gegenzug zur Bezahlung der vereinbarten Vergütung, soweit diese nicht durch Dritte übernommen wird.

Zu differenzieren ist dabei zwischen einer medizinischen Behandlung durch Konsiliarärzt*innen einerseits und einer Therapie in einem Krankenhaus andererseits. Üblicherweise ist davon auszugehen, dass Verfahren zur neurowissenschaftlichen Bildgebung in den entsprechend ausgestatteten Kliniken stattfinden, sodass sich die folgenden Ausführungen hierauf konzentrieren sollen. Ein wesentlicher Unterschied zwischen den Verträgen ist jedenfalls darin zu sehen, dass Konsiliarärzt*innen bestimmte Leistungen mit einem beschränkten Ergebnis erbringen (z.B. Röntgendiagnostik durch Radiologie), sodass diese Verträge jedenfalls teilweise als Werkverträge zu klassifizieren sind.[35] Inhalt eines Behandlungsvertrags mit einer Klinik ist dagegen, dass eine Vielzahl an Leistungen durch die Klinik und deren Personal erbracht werden, sodass dieser als Dienstvertrag im Sinne des § 611 BGB eingeordnet werden kann.

Daneben ist eine Besonderheit in der neurowissenschaftlichen Bildgebung darin zu sehen, dass sie selbst stets als begleitdiagnostische Maßnahme zu sehen ist, da sie für sich genommen nicht dazu geeignet ist, einen Heilungserfolg herbeizuführen. Sie ist damit stets nur Teil einer Behandlung, aber nicht als Behandlung selbst zu begreifen.

3.3.2 Informed Consent

Die Patient*innen sind sodann über die Behandlung selbst und alle damit in Zusammenhang stehenden Vorgänge aufzuklären. Nach der vollständigen Aufklärung der Patient*innen bzw. ihrer gesetzlichen Vertreter*innen, müssen die Patient*innen unmissverständlich gefragt werden, ob sie in die Maßnahme einwilligen.

Die informierte Einwilligung von Patient*innen stellt die rechtliche Legitimation der Ärzt*innen zur Behandlung dar und hat insbesondere zur Folge, dass die körperverletzende Maßnahme – soweit sie von der Einwilligung umfasst ist – keine deliktischen oder strafrechtlichen Konsequenzen nach sich zieht.

3.3.2.1 Inhalt und Umfang

Dies betrifft insbesondere Art, Umfang, Durchführung, zu erwartende Folgen und Risiken der Maßnahme sowie ihre Notwendigkeit, Dringlichkeit, Eignung und deren Erfolgsaussichten auf die Diagnose oder die Therapie, § 630e Abs. 1 S. 2 BGB. Stehen mehrere gleichermaßen indizierte und übliche Methoden zu Verfügung, die zu wesentlich unterschiedlichen Belastungen, Risiken oder Heilungschancen führen können, sind Patient*innen im Rahmen der Aufklärung hierauf hinzuweisen, § 630e Abs. 1 S. 3 BGB.

---

[35] Vgl. MüKo BGB/Busche 2020: § 631 Rn. 124.

3.3.2.2 Form und Zeitpunkt

§ 630e Abs. 2 BGB regelt sodann die Modalitäten der Aufklärung. Diese ist gemäß § 630e Abs. 2 Nr. 1 BGB mündlich entweder durch die*den Behandelnde*n selbst oder durch eine qualifizierte Person vorzunehmen und kann unter Einbeziehung von Unterlagen in Textform erfolgen. Die Aufklärung muss darüber hinaus so rechtzeitig geschehen, dass die Patient*innen einen angemessenen Zeitraum haben, um ihre Einwilligung wohlüberlegt abzugeben, § 630e Abs. 2 Nr. 2 BGB. Schließlich muss sie in einer für die Patient*innen verständlichen Form erfolgen, § 630e Abs. 2 Nr. 3 BGB. Unterlagen, die im Rahmen von Aufklärung und Einwilligung von Patient*innen unterzeichnet werden, sind an die Person auszuhändigen. Einer Aufklärung bedarf es nicht in unaufschiebbaren Fällen, oder bei Verzicht der Patient*innen auf diese, § 630d Abs. 3 BGB.

3.3.2.3 Einwilligungsunfähige bzw. in ihrer Einwilligungsfähigkeit beschränkte Personen

Betrifft die Behandlung eine in ihrer Einwilligungsfähigkeit eingeschränkte Person, ist die Einwilligung der*des hierzu Berechtigten, also des Betreuers oder der Eltern einzuholen, § 630d Abs. 4, § 630d Abs. 1 S. 2 iVm § 1896, § 1626 BGB. Den in ihrer Einwilligungsfähigkeit beschränkten Personen sind allerdings, unter Berücksichtigung ihres Entwicklungsstandes und ihrer Verständnismöglichkeiten, die wesentlichen Umstände der Behandlung zu erörtern, § 630e Abs. 5 BGB.

3.3.2.4 Bildgebende Verfahren und Zufallsbefunde

Wie in § 630e Abs. 1 S. 2 BGB normiert, sind Patient*innen insbesondere auf etwaige Risiken und Belastungen hinzuweisen. Zu berücksichtigen ist dabei also gerade auch die Belastungsintensität, die von der Behandlung ausgeht. Werden Patient*innen einem bildgebenden Verfahren unterzogen, das auf dem Einsatz ionisierender Strahlung oder radioaktiver Stoffe beruht, ist das hiermit verbundene Risiko vergleichsweise höher, als wenn dem nicht der Fall ist. Das Maß der Aufklärung hat sich hieran also ebenfalls auszurichten.

Daneben ist zu beachten, dass gerade im Rahmen des Einsatzes von bildgebenden Verfahren pathologische Veränderungen sichtbar werden können, die nicht mit der ursprünglichen Diagnoseerhebung in Verbindung stehen. Über die Möglichkeit solcher Zufallsbefunde sind die Patient*innen ebenfalls zu informieren.[36]

4. Zufallsbefunde

Von nicht unerheblicher praktischer Relevanz im Rahmen von bildgebenden Verfahren ist die Entdeckung sogenannter Zufallsbefunde. Hierunter sind unerwartet erhobene Befunde zu begreifen, für die zuvor keine erkennbaren Hinweise bestanden und die nicht im Rahmen einer gezielten Suche festgestellt wurden.[37]

Von rechtlicher Relevanz ist insbesondere die Frage, ob solche Zufallsbefunde im Rahmen der ärztlichen Heilbehandlung oder innerhalb der klinischen Forschung festgestellt werden.[38] Während die Entdeckung von Zufallsbefunden im Rahmen der ärztlichen Heilbehandlung bereits ausführliche Beachtung in der Rechtsprechung und teilweise sogar auf gesetzlicher Ebene gefunden hat,[39] ist der Umgang hiermit im Zusammenhang mit klinischer Forschung sowohl ethisch als auch rechtlich noch nicht hinreichend geklärt.[40]

4.1 Heilbehandlung

Geprägt ist die ärztliche Heilbehandlung durch das Arzt-Patienten-Verhältnis[41], wobei der im Rahmen einer Heilbehandlung zwischen

---

[36] Zum Umgang mit Zufallsbefunden vgl. Abschnitt 4 (»Zufallsbefunde«).

[37] Vgl. Heinemann et al. 2007: A 1982.

[38] Vgl. hierzu ausführlich den Abschnitt 2.3 (»Zufallsbefunde«) des dritten Teils (Ethische Aspekte) des vorliegenden Sachstandsberichts.

[39] Vgl. hierzu beispielsweise im Hinblick auf das GenDG: Rudnik-Schöneborn et al 2014: 109.

[40] Spranger spricht insoweit von einem »embryonalen Zustand«, vgl. Spranger 2009: 194.

[41] Das ›Arzt-Patienten-Verhältnis‹ hat sich sowohl in der medizinischen und juristischen Forschung wie auch in der angewandten Ethik zu einem feststehenden Begriff entwickelt, mit dem bestimmte Rechte und Pflichten verbunden sind. Trotz des in diesem Begriff verwendeten generischen Maskulinums sind sowohl auf Arzt-

den Parteien geschlossene Vertrag die wesentlichen Pflichten der behandelnden Person gegenüber der behandelten Person festlegt. Aus dem Behandlungsvertrag resultiert nicht nur die Pflicht zum besonderen Bemühen um die Heilung der erkrankten Person, sondern ebenfalls Aufklärungs- und Informationspflichten. Werden erhebliche medizinische Befunde nicht mitgeteilt, liegt ein grober Behandlungsfehler vor.[42] Zugleich ist die behandelnde Person verpflichtet, nicht nur eine »auftragsbezogene Auswertung« der Befunde vorzunehmen, sondern ebenfalls erkennbare Zufallsbefunde zu berücksichtigen.[43] Jener Zufallsbefund bedarf dann weiterer Abklärung, wenn »relevante, verwertbare Erkenntnisse« erlangt werden, die Anlass für eine weitergehende Befunderhebung bzw. Diagnostik geben.[44] Von zentraler Bedeutung ist darüber hinaus das Selbstbestimmungsrecht des*der Patienten*Patientin und deren verfassungsrechtlich garantiertes »Recht auf Nichtwissen«, welches aus dessen*deren »Recht zur informationellen Selbstbestimmung« abgeleitet wird.

Das Recht auf Nichtwissen[45] hat zur Folge, dass ein*e Patient*in bereits vor der Untersuchung auf die Möglichkeit von etwaigen Zufallsbefunden hingewiesen werden muss. Hier muss ebenso die Option eröffnet werden, von jenen neuen, unerwarteten Befunden keine Kenntnis zu erlangen. Möglich ist ein solcher Verzicht auf jene Information auf freiwilliger Basis nur dann, wenn er *vor* der Untersuchung erklärt wird.[46]

4.2 Klinische Forschung

Ungleich schwieriger gestaltet sich die rechtliche Einordnung von Zufallsbefunden, die im Rahmen der klinischen Forschung entdeckt werden. Zurückzuführen ist dies auf mehrerlei Gründe: Zweck der klinischen Forschung ist die wissenschaftliche Erkenntnis und damit

als auch auf Patient*innenseite Menschen aller Geschlechtsidentitäten vertreten und angesprochen.

42 Vgl. Rudnik et al. 2014: 108.

43 Ibid.

44 Ibid.

45 Ausführlicher hierzu vgl. Duttge 2014: 233 ff.

46 Vgl. Duttge 2010: 38.

die Forschungsintention. Schwerpunkt der Forschung ist damit gerade nicht die Heilbehandlung der erkrankten Person. Hieraus ergibt sich ebenfalls eine wesentliche Unterscheidung zwischen dem Verhältnis zwischen dem*der Proband*in und dem*der Forschenden einerseits und dem Vertrauensverhältnis zwischen behandelnder und behandelter Person andererseits. Während die vertragliche Grundlage der ärztlichen Heilbehandlung der Behandlungsvertrag ist, aus dem zugleich unter Umständen die Pflicht zum Ergreifen notwendiger Maßnahmen resultiert,[47] besteht eine solche Verpflichtung zwischen dem*der Proband*in und dem*der Forschenden nicht.

Denkbar sind mannigfaltige Problemkonstellationen, die bislang rechtlich noch nicht vollumfänglich geklärt wurden. So liefern beispielsweise Heinemann et al. einen Überblick über mögliche Fallgestaltungen, die eine Schädigung von Proband*innen nach sich ziehen könnte.[48] Denkbar seien unter anderem der Bericht eines Zufallsbefundes gegen den erklärten Willen bzw. ohne Einwilligung der Proband*innen; das Entstehen der Notwendigkeit einer Behandlung mit der aus ihr resultierenden Risiken und Nebenwirkungen; die eigenmächtige Verzögerung oder das Versäumnis der Mitteilung des Zufallsbefundes, die sodann zu Folgeschäden führt; das Zurücklassen der Proband*innen nach Mitteilung des Zufallsbefundes ohne weitere Hilfestellung; das Unterlassen einer weiterführenden Diagnostik sowie die irrtümliche Mitteilung der Notwendigkeit einer weiterführenden Diagnostik.

Wie an anderer Stelle bereits thematisiert, basiert aber auch die Forschung mittels bildgebender Verfahren auf einem Vertrag zwischen forschender Person und Studienteilnehmer*in, der an das jeweilige Forschungsvorhaben angepasst werden muss. Grundlage ist hier ebenfalls die freiwillige Teilnahme an dem Vorhaben, die durch die informierte Einwilligung (*informed consent*) sichergestellt werden soll. Im Rahmen der Aufklärung vor der Einwilligung in das Vorhaben sollte daher, wie bereits durch Spranger[49] vorgeschlagen und so bereits an verschiedenen Kliniken umgesetzt, die Möglichkeit und der Umgang mit etwaigen Zufallsbefunden problematisiert werden. Entwickelt wurden hierzu bereits unterschiedliche Leitlinien an

---

[47] Vgl. Hoffmann 2014: 306.

[48] Vgl. Heinemann et al. 2007: A 1984 ff., Kritisch zu dieser Übersicht vgl. auch Spranger 2009: 195.

[49] Vgl. Spranger 2009: 197.

den Kliniken, die im Wesentlichen auch die problematischen Punkte abdecken:[50] Teilnehmende an einer Studie sind zunächst darüber aufzuklären, dass die Forschungsstudie nicht auf einem Arzt-Patienten-Verhältnis basiert und das Forschungsvorhaben nicht auf eine Individualdiagnostik, sondern vielmehr auf den wissenschaftlichen Erkenntnisgewinn abzielt. Sollten daher keine pathologischen Auffälligkeiten entdeckt werden, bedeutet dies nicht, dass keine klinischen Befunde vorliegen. Daneben sind Proband*innen auf die Möglichkeit der Entdeckung von Zufallsbefunden an sich sowie darüber zu informieren, dass solche Strukturauffälligkeiten entdeckt werden können, die einer weiterführenden neuroradiologischen Abklärung bedürfen. Die Mitteilung eines solchen Zufallsbefundes allerdings sollte stets unter Einbeziehung einer fachlich kompetenten Person erfolgen, da der*die Forscher*in andernfalls haftungs- und strafrechtlichen Risiken ausgesetzt ist. Erörtert werden sollte darüber hinaus, dass sich auf Grund eines möglichen Zufallsbefundes Änderungen im Rahmen von Versicherungen ergeben können. Daneben ist der*die Proband*in auf die psychischen Belastungen, die auf Grund der Mitteilung eines solchen Zufallsbefundes entstehen können, hinzuweisen. Erteilt der*die Proband*in keine Einwilligung in die Mitteilung von Zufallsbefunden, ist es zweckmäßig, sie*ihn von dem Forschungsvorhaben auszuschließen. Dies trägt insoweit zum Schutz des Forschers*der Forscherin bei, da dieser*diese sich andernfalls mit dem Problem konfrontiert sieht, über ein »Herrschaftswissen«[51] zu verfügen, adäquate Maßnahmen allerdings nicht ergriffen werden können. Darüber hinaus jedoch würde hierdurch dem Prinzip des Nichtschädigens auf Seiten der forschenden Person einerseits und dem Prinzip der Patientenautonomie[52] andererseits Rechnung getragen.[53]

---

[50] Vgl. hierzu beispielsweise die Leitlinie »Ethisch angemessener Umgang mit Zufallsbefunden bei bildgebenden Verfahren in der Hirnforschung am Klinikum rechts der Isar«.

[51] Spranger 2009: 197.

[52] Der Begriff der ›Patientenautonomie‹ hat sich sowohl in der medizinischen und juristischen Forschung wie auch in der angewandten Ethik zu einem feststehenden Begriff entwickelt. Trotz des in diesem Begriff verwendeten generischen Maskulinums sind auf Patient*innenseite Menschen aller Geschlechtsidentitäten vertreten und angesprochen.

[53] Vgl. Heinemann et al. 2007: A 1984 ff.

5. Neurodeterminismus, Lügendetektoren, der Einsatz bildgebender Verfahren zur Feststellung der Schuldfähigkeit und die Frage nach gefährlichen Gehirnen

Der rapide Fortschritt und Erkenntnisgewinn der Neurowissenschaften haben auch die Grundlagen des Rechts nicht unberührt gelassen. Zunehmend werden auch in der deutschen Rechtswissenschaft verschiedene Fallkonstellationen innerhalb des Einflusses der Erkenntnisse dieses Gebiets in mannigfaltigen Ausformungen diskutiert, was nicht zuletzt zu der Einführung des Begriffs des »Neurorechts«[54] führte.

Während es sich in Deutschland hierbei um eine vergleichsweise neue Entwicklung handelt, haben sich in den USA bereits neue anwaltliche Berufsbilder wie der »neuro-lawyer« oder »brain-damage-lawyer« gebildet.[55] Dies ist wohl nicht zuletzt als Reaktion auf die Entstehung von Firmen, die sich auf die Lügendetektion mittels fMRT spezialisiert haben, zu begreifen.[56] Daneben wurde bereits in verschiedenen Strafverfahren der Einsatz von *Neuro-Imaging*-Verfahren diskutiert.

Aber auch in Deutschland wird dieser Problematik vermehrt Beachtung geschenkt. Diskutiert wird nicht nur der Einsatz bildgebender Verfahren zum Zwecke der Lügendetektion. Problematisiert wird überdies die Frage, inwieweit bildgebende Verfahren zur Schuldfähigkeitsfeststellung oder gar zur Prävention von Straftaten durch die Feststellung eines von einer Person ausgehenden Gefährdungspotenzials beitragen können.

Jedenfalls mittelbar auf den Einsatz bildgebender Verfahren zurückzuführen sind die intensiv geführten Diskussionen um den Neurodeterminismus und die Frage hieraus resultierender Konsequenzen für das Schuldstrafrecht. Diese Debatte wurde nicht zuletzt durch Roth/Singer prominent, die bei erwiesenem Neurodeterminismus für eine Abschaffung des Schuldstrafrechts plädierten.[57]

---

54 Vgl. Kalus 2012: 42.
55 Ibid.
56 So z.B. Cephos und no lie mri.
57 Vgl. Roth 2012.

5.1 Neurodeterminismus und Schuldstrafrecht

Durch den kontinuierlichen Erkenntnisgewinn der Neurowissenschaften, der nicht zuletzt auf die Weiterentwicklung bildgebender Verfahren zurückzuführen ist, wurde auch der Debatte um den Neurodeterminismus und der Frage nach der Willensfreiheit wieder vermehrt Aufmerksamkeit geschenkt.

Ist der Anknüpfungspunkt des Determinismus das weltliche Geschehen im Allgemeinen, bezieht sich der Neurodeterminismus auf das Gehirn und dessen neuronale Vorgänge.[58] Die Grundannahme des Neurodeterminismus ist, dass menschliches Handeln durch das Gehirn und dessen Strukturen vorgegeben wird, und der Mensch insofern zu keiner freien Entscheidung imstande ist.

Bahnbrechend für diese Strömung waren die Libet-Experimente, die in den 1980er Jahren durch Libet et al. durchgeführt wurden.[59] Untersuchungsgegenstand waren Bereitschaftspotentiale, also Potentiale, die im Vorfeld einer Handlung in der Großhirnrinde auftreten.[60] Den Proband*innen wurde aufgegeben, binnen eines willkürlichen Zeitpunkts ihre Hand zu bewegen. Wenn sich die Testperson bewusst zu einer Bewegung entschieden hätte, sollte sie sich einen beliebigen Punkt auf einem Bildschirm merken.[61] Hieran anschließend wurden die Hirnströme mit den Aussagen der Testpersonen abgeglichen.[62] Dabei stellte sich einerseits heraus, dass der Willensentscheid der Bewegung kurze Zeit voraus ging.[63] Andererseits war jedoch ein Bereitschaftspotential bereits sichtbar, bevor sich die Proband*innen zur Bewegung entschieden.[64] Hieraus wurde gefolgert, dass das Gehirn die Entscheidung zur Bewegung traf, bevor das Individuum den subjektiven Entschluss fasste, sich zu bewegen.[65] Gleichwohl die Libet-Experimente danach in erhebliche Kritik gerieten, entzündete sich an diesen die Debatte um die Willensfreiheit erneut, da sie durch die Experimente scheinbar widerlegt wurde.

58 Vgl. Urbaniok et al. 2009: 164.
59 Vgl. Libet et al. 1983: 624.
60 Vgl. Ibid.: 625.
61 Vgl. ibid.
62 Vgl. ibid.: 635.
63 Vgl. ibid.: 636.
64 Vgl. ibid.: 635.
65 Vgl. ibid.: 636.

Zu der Hypothese, dass das menschliche Verhalten insgesamt durch das Gehirn sowie dessen Funktionen festgelegt würde, trugen sodann auch die Weiterentwicklung bildgebender Verfahren und insbesondere der PET-Scan sowie der fMRT bei.[66] In der kriminalbiologischen Forschung führte diese Entwicklung zu der Suche nach ›neurochemischen Anomalien oder Genkonstellationen‹, die mit aggressivem Verhalten oder mangelnder Impulskontrolle in Zusammenhang stehen könnten.[67] Festgestellt wurde unter anderem, dass männliche Gewaltverbrecher häufiger ›auffällige hirnorganische und hirnphysiologische Abweichungen von der Normalität‹ aufweisen würden.[68] Gerade jene pathologischen Veränderungen warfen die Frage auf, ob Gewalttäter*innen als ›böse‹ oder ›psychisch krank‹[69] zu klassifizieren seien.[70]

Dass derartige Annahmen nicht ohne Einfluss auf die Feststellung der strafrechtlichen Schuldfähigkeit bleiben können, scheint dabei nahezu auf der Hand zu liegen: Gemäß § 20 StGB handelt ohne Schuld, wer bei Begehung der Tat wegen einer krankhaften seelischen Störung, wegen einer tiefgreifenden Bewusstseinsstörung oder wegen einer Intelligenzminderung oder einer schweren anderen seelischen Störung unfähig ist, das Unrecht der Tat einzusehen, oder nach dieser Einsicht zu handeln. In diesem Sinne formulierte das Bundesverfassungsgericht in einem Urteil 2009:

> »Das Strafrecht beruht auf dem Schuldgrundsatz. Dieser setzt die Eigenverantwortung des Menschen voraus, der sein Handeln selbst bestimmt und sich Kraft seiner Willensfreiheit zwischen Recht und Unrecht entscheiden kann. Dem Schutz der Menschenwürde liegt die Vorstellung von Menschen als einem geistig-sittlichen Wesen zu Grunde, das darauf angelegt ist, in Freiheit sich selbst zu bestimmen und sich zu entfalten.«[71]

---

66 Vgl. Hasler 2013: 190 ff.

67 Vgl. ibid.

68 Vgl. Roth 2012: 55; ausführlicher hierzu vgl. auch Seitz 2020: 251 ff. Eine Übersicht über neurobiologische Abweichungen und delinquentes Verhalten liefert Darby 2018.

69 Vgl. Roth 2012: 55.

70 Dem Verständnis Roths liegt der Gedanke eines inkompatiblen Neurodeterminismus zugrunde, der zur Konsequenz hat, dass die Verantwortlichkeit des Individuums insgesamt nicht mehr angenommen werden. Kritik diesbezüglich sowie zum neurowissenschaftlichen Erkenntnisgewinn im Allgemeinen siehe auch Seitz 2020: 265 ff. mit weiteren Nachweisen.

71 Aus ethischer Perspektive vgl. Synofzik 2005: 601 f.

Entscheidend für die Schuld im strafrechtlichen Sinne ist damit jedenfalls das Postulat der Willensfreiheit und die prinzipielle Befähigung des Individuums zum Anders-Handeln-Können.[72] Weil der Mensch grundsätzlich dazu befähigt ist, sich gegen das Unrecht und für das Recht zu entscheiden, kann ihm ein Fehlverhalten zugerechnet und er für seine Taten zur Verantwortung gezogen werden. Eine gesetzliche Ausnahme von diesem Grundsatz greift nur in den in § 20 StGB normierten Fällen, also dann, wenn der*die Täter*in unter einer die Willensentscheidung einschränkenden Abweichung leidet, die es ihr*ihm verhindert, eine insoweit »klare« Bewusstseinsentscheidung zu treffen.

Könnte also mittels neurowissenschaftlicher Erkenntnisse nachgewiesen werden, dass strafrechtliche Verhaltensweisen allein auf einer besonderen hirnorganischen Abnormalität beruhen, könnten Täter*innen konsequenterweise nicht mehr für ihr Verhalten bestraft werden, da ihnen nicht die Wahl zwischen Recht und Unrecht eröffnet wäre.[73] Einen nicht nur unerheblichen Einfluss hätte dies außerdem auf die Frage des Strafzwecks: Weder würden hier Gedanken der negativen Generalprävention, noch der positiven Spezialprävention zum Zuge kommen. Aus gesamtgesellschaftlicher Perspektive könnte die Gesellschaft nicht mehr vor der Begehung von Straftaten abgeschreckt werden, da die kriminellen Handlungsweisen ohnehin determiniert und damit unvermeidlich wären.[74] Aus positiv-spezialpräventiven Gesichtspunkten könnte der*die Täter*in aber auch nicht resozialisiert werden, da ihre*seine Verhaltensweisen eben alleinig auf hirnorganischen Dispositionen beruhten.

Konsequenterweise wurde infolgedessen in der Strafrechtswissenschaft mitunter für die Abschaffung des Schuldstrafrechts und für die Errichtung eines bloßen Maßregelrechts plädiert.[75] Daneben wurden zahlreiche weitere Ansätze entwickelt, die eine kompatibilistische Position vertreten, solche also, die von der Vereinbarkeit von Willens-

72 Zur Ansicht der Rechtsprechung vgl. Seitz 2020: 189 ff.

73 Gegen den Neurodeterminismus werden zahlreiche Argumente angeführt, so beispielsweise der mereologische, lokalisatorische und naturalistische Fehlschluss. Ausführlicher vgl. hierzu Seitz 2020: 253 ff. Überzeugende Argumente gegen den Neurodeterminismus und hieraus resultierende Konsequenzen für die Schuldfähigkeit liefern Urbaniok et al. 2009: 179-191.

74 Vgl. hierzu auch Seitz 2020: 259 ff.

75 Einen Überblick über die jeweiligen Ansätze liefert Hillenkamp 2015: 26 ff.

unfreiheit und Schuld ausgehen.[76] Darüber hinaus wurde auch eine Loslösung der Strafe vom Schuldbegriff in Betracht gezogen.[77] Weit überwiegend zeichnet sich in der Strafrechtswissenschaft allerdings die Tendenz ab, an dem bestehenden System festhalten zu wollen – wenn auch mit unterschiedlichen Begründungen.

Nichtsdestotrotz offenbart der zunehmende neurowissenschaftliche Erkenntnisgewinn, dass dieser nicht nur in Medizin und Psychologie von erheblicher Bedeutung ist. Mit der Weiterentwicklung bildgebender Verfahren werden nicht nur andere gesellschaftliche Bereiche, sondern gerade auch verschiedene Wissenschaften tangiert, die auf die neuen Erkenntnisse reagieren (müssen). Gleichwohl in der Strafrechtswissenschaft bislang nicht mit der Abschaffung des Schuldstrafrechts zu rechnen ist, führen die Debatten um den neurowissenschaftlichen Erkenntnisgewinn zu einer kritischen Reflexion des Systems. Hieraus folgt nicht nur das Bewusstwerden darüber, dass es sich bei dem strafrechtlichen System um ein System handelt, welches in besonderem Maße ›anfällig‹ für gesellschaftliche Entwicklungen ist. Im Gegensatz dazu kann der Einfluss des neurowissenschaftlichen Erkenntnisgewinns zugleich auch als Chance gesehen werden, sich der bestimmenden Prämissen und der Normativität des Systems bewusst zu werden, ohne dass hieraus eine grundlegende Erschütterung des Systems und des Schuldprinzips im Besonderen folgen müssten.[78]

5.2 Einsatz bildgebender Verfahren im Strafprozess

Bereits seit längerer Zeit wird in den USA und seit Kürzerem in Deutschland der Einsatz bildgebender Verfahren im Strafprozess diskutiert. Denkbar erscheinen hier dreierlei Einsatzoptionen.[79] Bildgebende Verfahren könnten einerseits zur Überprüfung des Wahrheitsgehalts einer Aussage eingesetzt werden. Darüber hinaus könnten sie auch eine Prädiktion darüber treffen, ob die Begehung von Straftaten durch den*die Täter*in erwartet werden kann, sowie im Prozess der Feststellung der Schuldfähigkeit dienlich sein.

---

[76] Vgl. hierzu beispielsweise die Positionen Merkels und Herzbergs: Merkel 2008, Herzberg 2010.

[77] Beispielhaft zu dieser Ansicht: Hörnle 2013.

[78] Eingehender hierzu Seitz 2020: 428 ff.

[79] Vgl. auch Merkel 2015: 1340 f.

5.2.1 Einsatz als Beweismittel

Während in den USA Gerichte bereits zu entscheiden hatten, ob bildgebende Verfahren zur Feststellung des Wahrheitsgehalts einer Aussage im Strafprozess zugelassen werden sollten,[80] wird ein dementsprechender Einsatz in der deutschen Rechtswissenschaft erst vergleichsweise kurz diskutiert.[81]

In der Debatte werden dabei Parallelen zur Polygraphen-Rechtsprechung des BGH gezogen. Im Jahr 1954 entschied der BGH, dass eine Verwertung von Antworten des Angeklagten bei der Untersuchung mit einem »Lügendetektor«, ungeachtet dessen Zustimmung, unzulässig seien.[82] Durch die Aufzeichnung der Aussagen mit dem Polygraphen würde der Kern der Persönlichkeit des Angeklagten berührt und damit das Recht der Freiheit der Willensentschließung und -betätigung (§ 136a StPO) sowie die in Art. 1 Abs. 1 GG garantierte Menschenwürde verletzt. Auf die Zustimmung des Angeklagten käme es insoweit nicht an, da es sich bei der Menschenwürde um ein indisponibles Rechtsgut handle.[83]

Im Jahr 1998 reagierte der BGH auf die im Schrifttum zunehmend geäußerten Bedenken, dass die Möglichkeit zum Freiheitsverzicht konstituierend für das Freiheitsverständnis sei.[84] Dies allerdings würde durch die Entscheidung von 1954 gerade unterminiert. Dementsprechend entschied der Senat, dass ein Verstoß gegen die Menschenwürde jedenfalls bei freiwilliger Mitwirkung des Betroffenen – ungeachtet, ob das Ergebnis zu seinen Gunsten oder seinen Lasten verwertet würde – nicht vorliegt. Der Einsatz des Polygraphen gewähre keinen Einblick in die Seele des Betroffenen, da aufgrund der Körperdaten nur ein diffuser Schluss auf bestehende Emotionen oder intrapsychische Veränderungen möglich sei. Daneben sei mittels des Polygraphen nicht messbar, ob der Untersuchte die Wahrheit sage. Weiter führte der BGH aus, dass durch den Polygraphen körperliche Vorgänge der Messung unterlägen, die willentlich nicht unmittel-

---

[80] Vgl. Meixner Jr. 2015: 515.

[81] Vgl. Spranger 2009: 200.

[82] Vgl. Bundesgerichtshof 1954: 650.

[83] Ibid.

[84] Bundesgerichtshof 1999: 658 f.: »Eine differenzierende, auf das Einverständnis des Beschuldigten abstellende Sichtweise wird am ehesten dem Zweck des Art. 1 Abs. 1 GG gerecht. Denn dieser soll nicht der Einschränkung, sondern gerade dem Schutz der Würde des Menschen dienen, wozu die grundsätzliche Freiheit gehört, über sich selbst verfügen und sein Schicksal eigenverantwortlich gestalten zu können [...].«

bar steuerbar seien. Allerdings dürften auch sonst nicht nicht-beeinflussbare Ausdrucksvorgänge des Beschuldigten vor Gericht verwertet werden.

Mit diesem Urteil lehnte der BGH den Einsatz des Polygraphen aber als völlig ungeeignetes Beweismittel wegen § 244 Abs. 3 StPO ab.

Wie bereits überzeugend durch Spranger dargelegt, ist davon auszugehen, dass diese Rechtsprechung im Wesentlichen auch auf *Neuro-Imaging*-Verfahren übertragbar ist.[85] Wenn Betroffene in die Bildgebung einwilligen und diese wissenschaftlichen Anforderungen entspricht,[86] ist nicht davon auszugehen, dass es sich bei diesen Verfahren um ein völlig ungeeignetes Beweismittel im Sinne des § 244 Abs. 3 S. 2 Var. 4 StPO handelt. Hierfür spricht nicht zuletzt, dass auch sonstige Emotionen in die tatrichterliche Bewertung einbezogen werden dürfen, die aber ebenso wenig an wissenschaftlichen Kriterien gemessen werden können.[87] Gleichwohl gilt es zu beachten, dass bislang mittels dieser Verfahren wohl noch keine validen Aussagen über den Wahrheitsgehalt einer Äußerung gemacht werden können, was unter anderem daran liegt, dass jene Bildgebung bislang nicht »im echten Leben« und damit beispielsweise in Anspannungssituationen wie vor Gericht zur Anwendung kam.[88]

Nach bisherigem Stand der Dinge ist davon auszugehen, dass bildgebende Verfahren ergänzende Informationen zu psychologischen Gutachten liefern können. Im Rahmen der gutachterlichen Tätigkeit könnte also auf Ergebnisse, die durch neurowissenschaftliche Methoden gewonnen wurden, ergänzend Rekurs genommen werden. Mit Spranger ist also davon auszugehen, dass ein Gutachten, das vereinzelt auf neurowissenschaftliche Befunde Rekurs nimmt, und sich diese in ein schlüssiges Gesamtbild einordnen lassen, grundsätzlich vor Gericht zulässig sein dürfte.[89]

---

[85] Vgl. Spranger 2007: 164 f.
[86] Vgl. a Merkel 2015: 1355.
[87] Vgl. Merkel 2015: 1348.
[88] Ausführlich zu dieser Problematik Merkel 2015: 1340–1355, der überdies Kriterien benennt, die erfüllt sein sollten, wenn *Neuro-Imaging*-Verfahren zur Lügendetektion zur Anwendung kommen.
[89] Vgl. Spranger 2009: 205.

5.2.2 *Einsatz zur Prävention von Straftaten*

Eng verbunden mit der Debatte um den Neurodeterminismus und von großem populärwissenschaftlichem Interesse ist die Frage nach der Feststellung der potenziellen Gefährlichkeit von Täter*innen anhand von Neuro-Imaging.[90] Im Sinne von Philipp K. Dicks *minority report* wird die Möglichkeit diskutiert, ob mittels bildgebender Verfahren die Begehung von Straftaten prognostiziert und infolgedessen verhindert werden könnte.[91]

Im Unterschied zur Neurodeterminismus-Debatte und der Legitimation des Schuldprinzips greifen jene Überlegungen also schon im Vorfeld der Begehung einer Straftat. Gleichwohl die Prädiktion einer konkreten Straftat mehr als unwahrscheinlich scheint, könnte die »generelle Neigung zur abstrakten Tatbegehung«[92] festgestellt werden. Diese Prädiktion könnte sowohl für die potenzielle Wiederholungsgefahr wie auch für die Neigung zur Erstbegehung gelten.

Könnten *Neuro-Imaging*-Verfahren eine Erstbegehungsgefahr attestieren, könnte dies unter Umständen dazu führen, dass Betroffene allein auf Grund der potenziellen Gefährdung ›weggesperrt‹ würden. Nicht nur, dass hierdurch das Schuldprinzip ins Wanken geraten würde. Auch ein Wandel des klassischen Sanktionensystems ist denkbar.[93] Nicht ausgeschlossen scheinen insbesondere Maßnahmen zum Schutz der öffentlichen Sicherheit, die nicht notwendigerweise Sanktionen sein müssen.[94]

Wahrscheinlicher hingegen erscheint der Einsatz bildgebender Verfahren zur Feststellung einer potenziellen Gefahrenneigung innerhalb des Strafprozesses, wozu *Neuro-Imaging*-Verfahren prinzipiell eingesetzt werden könnten. Da bislang keine derart gesicherten wissenschaftlichen Standards zur Vorhersage von Straftaten etabliert wurden, kann das Neuro-Imaging nur ergänzend zu klassischen psychiatrischen Methoden angewandt werden.[95] Selbst wenn ein von einer Person ausgehendes Gefährdungspotenzial auf Grund hirnorga-

---

90 Vgl. beispielsweise Markowitsch / Siefer 2007.
91 Vgl. Merkel 2015: 1356.
92 Spranger 2009: 200.
93 Vgl. ibid.
94 Diskutiert in einem anderen Kontext werden solche Fragestellungen bereits unter dem Stichwort der »impossibility structures«. Vgl. hierzu beispielsweise Rademacher 2019: 702–710.
95 Vgl. Merkel 2015: 1357.

nischer Dispositionen festgestellt würde, hat dies jedoch nicht zur zwangsläufigen Konsequenz, dass von einer Person diese tatsächliche Gefährdung ausgeht.

Auch insoweit verbleibt es bei einer Einzelfallfeststellung, die nicht deswegen aufgegeben werden sollte, weil durch *Neuro-Imaging*-Verfahren gewisse Anomalien in bestimmten Hirnstrukturen festgestellt werden.

5.2.3 *Zur Feststellung der Schuldfähigkeit*

Eine bedingte Nähe zu der Debatte um den Neurodeterminismus und der Suche nach neuronalen Korrelaten des Bewusstseins weist ebenso die Diskussion um den Einsatz von *Neuro-Imaging*-Verfahren zur Feststellung der Schuldfähigkeit auf.[96] Lässt man die Frage nach ›bösen Menschen‹[97] außer Acht, können die zum Lügendetektor gemachten Überlegungen gleichfalls auf den Einsatz von bildgebenden Verfahren zur Schuldfähigkeitsfeststellung übertragen werden.

Da bislang nicht davon auszugehen ist, dass mittels der Bildgebung auf wissenschaftlich-fundierte Weise auf die Schuld(un)fähigkeit der*des Betroffenen geschlossen werden kann,[98] ist hier nur die Verwertung eines Neuro-Imaging-Befundes als Teilstück eines psychiatrischen Gutachtens denkbar. Daneben jedoch gilt es bei der Schuldfähigkeitsfeststellung zu beachten, dass im Sinne des Tatschuldprinzips das Handeln zum Tatzeitpunkt schuldhaft gewesen sein muss.

Zwar sieht sich das Schuldurteil *per se* mit dem Problem der *ex-post*-Feststellung konfrontiert, allerdings ist dies beim Einsatz von bildgebenden Verfahren von doppelter Brisanz. Zum einen ist nach bisherigem wissenschaftlichem Kenntnisstand nicht davon auszugehen, dass sich jeder Gedanke und jedes Verhalten auf gewisse Gehirnstrukturen zurückführen lassen und bestimmte Dysfunktionen einen Rückschluss auf ein strafrechtlich relevantes Verhalten zulassen. Darüber hinaus aber erscheint es schlichtweg unmöglich, die Aktivierungszustände des Gehirns zu dem Zeitpunkt abzubilden, in dem sich »die kriminelle Handlung mit all ihren psychologischen,

---

96 Eine Übersicht zum Einsatz von Neuro-Imaging-Befunden in den USA liefert Kalus 2012: 41–49.

97 Vgl. Roth 2012.

98 Vgl. auch Kalus 2012: 48.

emotionalen, kognitiven und umgebungsbedingten Implikationen ereignet hat.«[99]

Nicht zuletzt gilt es zu bedenken, dass sich das strafrechtliche Schuldurteil in einem Spannungsfeld bewegt: Die in §§ 20, 21 StGB normierten Fallkategorien sind juristischer Natur und beruhen nicht auf psychiatrischen Erkenntnissen.[100] Gleichwohl kommt der Person, die die Funktion des psychiatrischen Sachverständigen innehat, eine entscheidende Rolle bei der Feststellung der Schuldfähigkeit zu, da das durch diese Person erstellte Gutachten einen entscheidenden Beitrag zur richterlichen Entscheidungsfindung leistet. Dem*der Richter*in sollte jedoch bewusst sein, dass die medizinischen Erkenntnisse auf anderen wissenschaftlichen Prämissen beruhen als die juristische Bewertung derselben.

Im Rahmen der Einbeziehung neurowissenschaftlicher Befunde in das Schuldurteil ist gleichermaßen Vorsicht geboten wie bei dem klassischen psychiatrischen Sachverständigen-Urteil. Werden mittels der Bildgebung beispielsweise hirnorganische Störungen festgestellt, ist damit noch keine Bewertung der Schwere nach Art und Ausmaß der Störung in Bezug auf die Tat vorgenommen. Die strafrechtliche Schuld ist keine empirisch-medizinische Diagnose, sondern ein normatives Urteil.

6. Fazit und Ausblick

Die rapide Weiterentwicklung der Neurowissenschaften ist nicht zuletzt auf den Einsatz bildgebender Verfahren zurückzuführen. Die vorangegangenen Erörterungen verdeutlichen jedoch, dass sich bei der Anwendung dieser Methoden im klinischen Alltag und damit der Heilbehandlung von Patient*innen sowie in der klinischen Forschung keine wesentlichen Abweichungen zur Applikation anderer Verfahren ergeben. Bei der klinischen Forschung ist zu beachten, dass es, insofern es sich um Forschung handelt, die dem bloßen Erkenntnisgewinn in Bezug auf das menschliche Gehirn dient, um Forschung außerhalb der Spezialgesetze geht. Etwas anderes gilt freilich dann, wenn die Verfahren auf der Gabe von Radiopharmaka oder ionisierender Strahlung beruhen. In derartigen Fällen ist das am 01. Januar 2019 in Kraft

99 Ibid.

100 Weiterführend hierzu Seitz 2020: 101 ff.

getretene Strahlenschutzgesetz zu beachten, welches die Strahlenschutz- und Röntgenschutzverordnung ablöste.

Der Einsatz von Radiopharmaka und ionisierender Strahlung ist sodann auch bei der ärztlichen Heilbehandlung zu berücksichtigen. Die Patient*innen müssen im Zuge der Aufklärung darauf hingewiesen werden, dass von dem Verfahren eine Strahlenbelastung ausgeht, und diese damit vergleichsweise eingriffsintensiver ist als Methoden, die beispielsweise auf Magnetismus beruhen.

Beachtlicher sind hingegen die unter dem Stichwort des Neurorechts geführten Debatten. Nicht nur, dass der Einsatz der bildgebenden Verfahren zur erneuten Rechtfertigung des Schuldprinzips führte. Die potenziellen Einsatzmöglichkeiten des Neuro-Imaging erscheinen mannigfaltig und die für das Recht zu diskutierenden Fragen vielfältig. Diese sind keinesfalls nur auf den dargestellten Bereich des Strafrechts beschränkt. Vielmehr gilt es zu beobachten, welchen Einfluss der zunehmende Erkenntnisgewinn über das Gehirn und dessen Funktionen auf andere Rechtsbereiche haben wird. So ist der Einsatz bildgebender Verfahren nicht nur im Rahmen des Strafprozesses, sondern gerade auch im Zivilprozess denkbar. Daneben könnten die Verfahren der Feststellung der Geschäftsfähigkeit[101] im Zivilrecht dienen. Nicht zuletzt aber scheint der Einsatz bildgebender Verfahren vor dem Verfassungsrecht Relevanz entfalten zu können. Dies gilt nicht nur für das Verhältnis der Bürger*innen zum Staat, sondern über die Drittwirkung der Grundrechte ebenfalls unter Privaten. Von besonderer Bedeutung ist insoweit das ›Recht auf informationelle Selbstbestimmung‹ von Betroffenen, welches dann verletzt sein kann, wenn Daten gegen ihren Willen oder zu einem anderen Zweck gespeichert oder verarbeitet werden.

Zweifelsohne vermögen aufgrund der neuen Methoden auch neue Herausforderungen auf das Recht zukommen. Welcher Art und welchen Ausmaßes diese sein zu vermögen, bleibt abzuwarten.

Literaturverzeichnis

Gesetzestexte, Leitlinien und Verordnungen

Arzneimittelgesetz: Gesetz über den Verkehr mit Arzneimitteln (AMG) vom 12. Dezember 2005 (Bundesgesetzblatt 2005 I, 3394), zuletzt geändert durch

[101] Vgl. hierzu in den USA: Fischer / Appelbaum 2010.

Artikel 3 des Gesetzes vom 27. September 2021 (Bundesgesetzblatt 2021 I, S. 4530).

Bundesgerichtshof (1954): Urteil vom 16 Februar 1954. Az: 1 StR 578/53.

Bundesgerichtshof (1999): Urteil vom 17. Dezember 1998. Az: 1 StR 156/98.

Bundesverfassungsgericht (2009): Urteil vom 30. Juni 2009. Az: 2 BvE 2/08.

Bürgerliches Gesetzbuch: Bürgerliches Gesetzbuch (BGB) in der Fassung der Bekanntmachung vom 2. Januar 2002 (BGBl. I S. 42, 2909; 2003 I S. 738), zuletzt geändert durch Artikel 1 des Gesetzes vom 21. Dezember 2019 (Bundesgesetzblatt 2019 I, 2911).

Medizinproduktegesetz: Gesetz über Medizinprodukte (MPG) in der Fassung der Bekanntmachung vom 7. August 2002 (Bundesgesetzblatt 2002. I, 3146), zuletzt geändert durch Artikel 83 des Gesetzes vom 20. November 2019 (Bundesgesetzblatt 2019 I, 1626).

Leitlinien »Ethisch angemessener Umgang mit Zufallsbefunden bei bildgebenden Verfahren in der Hirnforschung am Klinikum rechts der Isar«, München, im Oktober 2015.

Strafgesetzbuch: Strafgesetzbuch (StGB) in der Fassung der Bekanntmachung vom 13. November 1998 (Bundesgesetzblatt 1998 I, 3322), zuletzt geändert durch Artikel 62 des Gesetzes vom 20. November 2019 (Bundesgesetzblatt 2019 I, 1626).

Strafprozeßordnung: Strafprozeßordnung (StPO) in der Fassung der Bekanntmachung vom 7. April 1987 (Bundesgesetzblatt 1987 I, 1074, 1319), zuletzt geändert durch Artikel 15 des Gesetzes vom 12. Dezember 2019 (Bundesgesetzblatt 2019 I, 2652).

Strahlenschutzgesetz: Gesetz zum Schutz vor der schädlichen Wirkung ionisierender Strahlung (StrlSchG) vom 27. Juni 2017 (Bundesgesetzblatt 2017 I 1966), zuletzt geändert durch Artikel 11 des Gesetzes vom 12. Dezember 2019 (Bundesgesetzblatt 2019 I 2510).

Strahlenschutzverordnung: Verordnung zum Schutz vor der schädlichen Wirkung ionisierender Strahlung (Strahlenschutzverordnung – StrlSchV) vom 29. November 2018 (Bundesgesetzblatt 2018 I, 2034, 2036).

Verordnung (EU) Nr. 536/2014 des europäischen Parlaments und des Rates vom 16. April 2014 über klinische Prüfungen mit Humanarzneimitteln und zur Aufhebung der Richtlinie 2001/20/EG.

Verordnung (EU) 2017/745 des europäischen Parlaments und des Rates vom 5. April 2017 über Medizinprodukte, zur Änderung der Richtlinie 2001/83/EG, der Verordnung (EG) Nr. 178/2002 und der Verordnung (EG) Nr. 1223/2009 und zur Aufhebung der Richtlinien 90/385/EWG und 93/42/EWG des Rates.

Forschungsliteratur

Bommer, F. (2007): Hirnforschung und Schuldstrafrecht. Festvortrag zum dies academicus am 24. Oktober 2007. Luzern: Kultur- und Kongresszentrum Luzern.

Darby, R. R. (2018): Neuroimaging abnormalities in neurological patients with criminal behavior. In: Current Neurology and Neuroscience Reports 18, 1–7.

Deutsch, E. / Spickhoff, A. (2014): Medizinrecht. Arztrecht, Arzneimittelrecht, Medizinprodukterecht und Transfusionsrecht. Heidelberg: Springer.

Dössel, O. (2016): Bildgebende Verfahren in der Medizin. Von der Technik zur medizinischen Anwendung. 2. Auflage. Wiesbaden: Springer Vieweg.

Duttge, G. (2010), Das Recht auf Nichtwissen in der Medizin. In: Datenschutz und Datensicherheit (1), 34–38.

Duttge, G. (2014): Recht auf Wissen/Recht auf Nichtwissen. In: Lenk, C. / Duttge, G. / Fangerau, H. (Hrsg.): Handbuch Ethik und Recht in der Forschung am Menschen. Heidelberg: Springer Verlag, 233–237.

Ehling, J. / Vogeler, M. (2008): Der Probandenvertrag. In: Medizinrecht 26, 272–281.

Fisher, C. E./ Appelbaum, P. S. (2010): Diagnosing consciousness: Neuroimaging, law, and the vegetative state. In: Journal of Law, Medicine and Ethics 38 (2), 374–385.

Gruber, B. (2016): Medizinische Bildgebung und Ethik – Neurowissenschaften: Wie manipulierbar wird der Mensch? Linz: Vortag PRO SCIENTIA Linz am 19.01.2016.

Hasler, F. (2013): Neuromythologie. Eine Streitschrift gegen die Deutungsmacht der Hirnforschung. Bielefeld: Transcript.

Heinemann, T. / Hoppe, C. / Listl, S. / Spickhoff, A. / Elger, C. E. (2007): Zufallsbefunde bei bildgebenden Verfahren in der Hirnforschung. Ethische Überlegungen und Lösungsvorschläge. In: Deutsches Ärzteblatt 104 (27), A 1982–1987.

Herzberg, R. D. (2010): Willensunfreiheit und Schuld. Tübingen: Mohr Siebeck.

Hillenkamp, T. (2015): Hirnforschung, Willensfreiheit und Strafrecht – Versuch einer Zwischenbilanz. In: Zeitschrift für die gesamte Strafrechtswissenschaft 127 (1), 10–96.

Hoffmann, M. (2014): Zufallsbefunde in der epidemiologischen Forschung. In: Lenk, C. / Duttge, G. / Fangerau, H. (Hrsg.): Handbuch Ethik und Recht in der Forschung am Menschen. Heidelberg: Springer, 305–311.

Hörnle, T. (2013): Kriminalstrafe ohne Schuldvorwurf. Baden-Baden: Nomos.

Kalus, P. (2012): Zur Aussagekraft von Neuroimaging-Befunden im Strafprozess. In: Forensische Psychiatrie, Psychologie, Kriminologie (6), 41–49.

Kern, B.-R. (2019): § 131 Die medizinische Forschung. In: Laufs, A. / Kern, B.-R. / Rehborn, M. (Hrsg.): Handbuch des Arztrechts. Zivilrecht, Öffentliches Recht, Vertragsarztrecht, Krankenhausrecht, Strafrecht. 5. Aufl. München: C.H.Beck.

Libet, B. / Gleason, C. A. / Wright, E. W. / Pearl, D. K. (1983): Time of conscious intention to act in relation to onset of cerebral activity (readiness-potential). In: Brain: a journal of neurology 106(3), 623–642.

Lipp, V. (2009): Medizinische Forschung am Menschen: Legitimation und Probandenschutz. In: Ahrens, H. J. / von Bar, C. / Fischer, G. / Spickhoff, A. / Taupitz, J. (Hrsg.): Medizin und Haftung. Festschrift für Erwin Deutsch zum 80. Geburtstag. Heidelberg: Springer, 343–358.

Markowitsch, H. J. / Siefer, W. (2007): Tatort Gehirn. Auf der Suche nach dem Ursprung des Verbrechens. Frankfurt a. M.: Campus.

Meixner Jr., J. B. (2015): Application of neuroscience in criminal law: Legal and methodological issues. In: Current Neurology and Neuroscience Reports 15(2), 513–523.

Merkel, R. (2008): Willensfreiheit und rechtliche Schuld. Baden-Baden: Nomos.

Merkel, R. (2015): Neuroimaging and criminal law. In: Clausen, J. / Levy, N. (eds): Handbook of neuroethics. Dordrecht: Springer Netherlands, 1335–1362.

Münchener Kommentar BGB (2020): Kommentar zum Bürgerlichen Gesetzbuch, hg.
v. F. J. Säcker, R. Rixecker, H. Oetker, B. Limperg, Band 7: Schuldrecht – Besonderer
Teil III (§§ 631–704), 8. Auflage, München: C.H. Beck / [zitiert als MüKo BGB/Bearbeiter 2020].

Nölling, T. (2018): Das neue Strahlenschutzgesetz – Auswirkungen auf die radioonkologische Forschung in Deutschland. In: Strahlentherapie und Onkologie 195, 275–283.

Rademacher, T. (2019): Wenn neue Technologien altes Recht durchsetzen: Dürfen wir es unmöglich machen, rechtswidrig zu handeln? In: Juristenzeitung 74 (14), 702–710.

Rehmann, W. A. (2014): Rechtlicher Rahmen der Prüfung von Medizinprodukten am Menschen. In: Lenk, C. / Duttge, G. / Fangerau, H. (Hrsg.): Handbuch Ethik und Recht in der Forschung am Menschen. Heidelberg: Springer, 547–557.

Roth, G. (2012): Gewaltstraftäter – böse oder psychisch kranke Menschen? In: Roth, G. / Hubig, S. / Bamberger, H. G. (Hrsg.): Schuld und Strafe. Neue Fragen. München: C.H. Beck, 89–108.

Rudnik Schöneborn, S. / Langanke, M. / Erdmann, P. / Robienski, J. (2014): Ethische und rechtliche Aspekte im Umgang mit genetischen Zufallsbefunden – Herausforderungen und Lösungsansätze. In: Ethik in der Medizin 26, 105–119.

Salmanowitz, N. (2015): The case for pain neuroimaging in the courtroom: Lessons from deception detection. In: Journal of Law and the Biosciences 2(1), 139–148.

Seitz, F. (2020): Die Tiefe Hirnstimulation im Spiegel strafrechtlicher Schuld. Eine praktische und theoretische Analyse. Berlin: Duncker & Humblot. (Im Erscheinen).

Spranger, T. M. (2007): Neurowissenschaften und Recht. In: Honnefelder, L. / Sturma, D. (Hrsg.): Jahrbuch für Wissenschaft und Ethik 12, 161–178.

Spranger, T. M. (2009): Rechtliche Implikationen der Generierung und Verwendung neurowissenschaftlicher Erkenntnisse, in: Schleim, S. / Spranger, T M. / Walter, H.: Von der Neuroethik zum Neurorecht, Göttingen: Vandenbroeck & Ruprecht, 193–214.

Synofik, M. (2005): Interventionen zwischen Gehirn und Geist: Eine ethische Analyse der neuen Möglichkeiten der Neurowissenschaften. In: Fortschritte der Neurologie Psychiatrie 73, 596–604.

Urbaniok, F. / Hardegger, J. / Rossegger, A. / Endrass, J. (2009): Neurobiologischer Determinismus. Fragwürdige Schlußfolgerungen über menschliche Entscheidungsmöglichkeiten und forensische Schuldfähigkeit. In: Zeitschrift für Neuropsychologie 20 (3), 179–191.

Jan-Hendrik Heinrichs

III. Bildgebung in den Neurowissenschaften: Ethische Aspekte

1. Einleitung

Der Begriff ›*Neuroimaging*‹ umfasst eine Reihe von bildgebenden Verfahren, die in den Neurowissenschaften und in der Neuromedizin eingesetzt werden. Darunter fallen, wie bereits im medizinischen Teil dieses Sachstandsberichts diskutiert, eine Vielzahl von Einzeltechniken, die zu sehr unterschiedlichen Zwecken eingesetzt werden können. Entsprechend breit gestreut sind auch die ethischen Diskussionen zum Thema. Es gibt allerdings einige ethische Themen, die über die unterschiedlichen Techniken und Verwendungszwecke hinweg erwogen werden. Dies sind insbesondere die Risiko-Nutzen-Bilanz der jeweiligen Technik, die Erfordernisse der informierten Einwilligung in die jeweilige Verwendung und die Frage danach, wie mit möglichen Zufallsbefunden umzugehen ist.

Neben diesen übergreifenden Themen werden vornehmlich ethische Aspekte bestimmter Verwendungsweisen von bildgebenden Verfahren diskutiert. In der Forschungsethik ist aufgefallen, dass die Rekrutierung von Proband*innen für *Imaging*-Studien besondere ethische Aufmerksamkeit erfordert. Nicht nur ist auf einen gerechten Zugang zur Forschungsteilnahme zu achten, sondern auch darauf, wie weit Ergebnisse mit den jeweiligen Gruppen von Proband*innen generalisierbar sind. In der Medizinethik ist besonders auffällig geworden, dass *Imaging*-Verfahren immer frühere Diagnosen oder Prognosen ermöglichen, denen oft keine therapeutischen und präventiven Mittel gegenüberstehen. Jenseits der klassischen Forschungs- und Medizinethik hat der Gebrauch von Neuroimaging in der Strafverfolgung und durch Gerichte erhebliche Diskussionen ausgelöst, ebenso wie die Verwendung für das sogenannte *Mindreading*. Eine neuere Entwicklung ist die Verbreitung von einfachen Geräten zur Bildgebung bzw. Messung von neuraler Aktivität auf dem Verbrauchermarkt. Damit gehen besondere Probleme sowohl des Datenschutzes als auch der Aufklärung der Verbraucher*innen einher.

2. Anwendungsübergreifende Herausforderungen

Die zentrale Kriterien der biomedizinischen Ethik, die Wahrung der Prinzipien der Autonomie, Schadensvermeidung, des Wohltuns und der Gerechtigkeit prägen auch die ethische Bewertung des Einsatzes bildgebender Verfahren in Neurowissenschaften und Neuromedizin. In Nutzen-Risiko-Analysen (2.1) wird über Forschungs- und Medizinkontexte hinweg analysiert, wie der Einsatz von *Imaging*-Verfahren möglichst risikoarm gestaltet und dabei möglichst hoher medizinischer oder Forschungsnutzen realisiert werden kann. Ebenfalls über beide Kontexte hinweg werden spezielle Erfordernisse der informierten Einwilligung (2.2) thematisiert, die sich unter anderem daraus ergeben, dass die Daten aus bildgebenden Verfahren auch langfristig und für alternative Forschungsprojekte genutzt werden können. Beide Verfahren bioethischer Begleitung werden durch die am Schluss dieses Abschnitts diskutierten Zufallsbefunde (2.3) vor besondere Herausforderungen gestellt.

2.1 Risiko-Nutzen-Bilanz

In der ethischen Bewertung von Technologien nimmt die Risiko-Nutzen-Bilanz nahezu durchweg eine dominante Rolle ein. Sie ist nicht nur ein Kern der Technikfolgenabschätzung, sondern oft auch unerlässlicher Teil von Zulassungsverfahren. Aus ethischer Sicht handelt es sich dabei um das grundlegende Werkzeug konsequentialistischer, d. h. an den Handlungsfolgen orientierter, Bewertungspraxis.

In der ethischen Bewertung von bildgebenden Verfahren in den Neurowissenschaften spielen in erster Linie Risiken für Proband*innen bzw. Patient*innen und Forschende bzw. Mitglieder der Gesundheitsberufe eine Rolle. Langfristige Umwälzungen sozialer Strukturen oder gravierende kulturelle Veränderungen, die bei einigen anderen Technologien ebenfalls geprüft werden, spielen bei bildgebenden Verfahren kaum mehr eine Rolle. Ausnahmen davon werden unter der Rubrik ›Gedankenlesen‹ bzw. ›Lügendetektion‹ aufgeführt. Da es sich dabei aber um hoch spekulative Anwendungsfelder handelt, werden sie im Folgenden ausgeklammert und in eigenen Abschnitten dieses Textes diskutiert.

2.1.1 Risiken von Imaging-*Verfahren*

Bildgebende Verfahren bergen – wie nahezu alle Technologien – spezifische Risiken. Diese Risiken hängen vom jeweiligen Verfahren ab, sie sind bei NIRS, EEG und MEG minimal, bei MRT etwas höher und bei den Verfahren mit ionisierender Strahlung PET und SPECT am ausgeprägtesten. Von NIRS, EEG und MEG sind derzeit keine Risiken jenseits von Juckreiz oder Hautreizungen durch die Elektroden oder Kappen bekannt.[1]

Die diversen Formen der Magnetresonanztomographie[2] zeichnen sich zunächst durch Risiken aus, die von dem teilweise sehr starken Magnetfeld ausgehen. Es gab und gibt eine Vielzahl von Unfällen dadurch, dass aufgrund unzureichender Information, Schulung oder Unachtsamkeit metallische Objekte in das Magnetfeld eingebracht werden. Dieses Risiko mag zwar zunächst leicht beherrschbar erscheinen, es werden aber nach wie vor immer neue Gefahrenquellen dieser Art entdeckt. Beispiele dafür sind nicht nur die bereits früh als problematisch erkannten metallischen Tinten in Tätowierungen, sondern auch haarkosmetische Produkte,[3] Magnete für Akupressur[4] oder gar metallischer Sand, den Proband*innen vom Strandaufenthalt noch am oder im Körper tragen.[5] Deshalb wird immer wieder über Metalldetektoren im Zugangsbereich zu MRT-Systemen nachgedacht.[6]

Neben diesen eher exotischen Varianten metallischer Objekte im Magnetfeld von MRT-Scannern sind insbesondere ältere medizinische Implantate eine Gefahr. Implantate werden mittlerweile auf ihre Eignung für MRT-Untersuchungen überprüft und entsprechend zertifiziert. Informationen über den Verträglichkeitsstatus von Implantaten werden vom *Institute for Magnetic Resonance Safety, Education,*

---

[1] Vgl. Rossi et al. 2009.

[2] Einen guten Überblick über die Risiken in der normalen radiologischen Praxis gibt Tsai et al. 2015 und in kürzerer Darstellung Sammet 2016.

[3] Vgl. Chenji et al. 2017.

[4] Vgl. Otjen / Mallon / Brown 2015.

[5] Vgl. Barkovich Barkovich / Hess 2018.

[6] Vgl. Keene / Watson 2016.

and Research (*IMRSER*) gesammelt und sind öffentlich zugänglich.[7] Allerdings basieren diese Zertifizierungen normalerweise auf der Prüfung mit handelsüblichen Scannern, nicht mit Hochfeld-Scannern. Für die Eignung von Versuchspersonen für Untersuchungen in diesen Systemen gibt es in Deutschland eine gesonderte Empfehlung des Netzwerkes *German Ultrahigh Field Imaging (GUFI)*.

Die Risiken des Magnetfelds von MRT-Geräten sind nicht auf den unsachgemäßen Gebrauch beschränkt. Sowohl das veränderliche als auch das statische Magnetfeld können von Patient*innen oder Proband*innen als unangenehm empfunden werden, insbesondere in Systemen, die sehr viel stärker sind, als die normalen klinischen Scanner. Durch das veränderliche magnetische Feld kann es zu schmerzhafter Neurostimulation in den Extremitäten kommen, die von der Veränderung des magnetischen Feldes pro Zeit abhängt, also ebenfalls in Systemen mit stärkerem Feld ausgeprägter ist. Allerdings scheint das Unbehagen, das durch das Magnetfeld erzeugt wird, geringer zu sein als dasjenige aufgrund des langen unbewegten Liegens.[8]

Durch das veränderliche Magnetfeld und den Radioimpuls des Scanners wird Energie in den Körper der Testperson eingebracht. Die Absorption dieser Energie erhöht die Temperatur des Gewebes. Moderne Scanner sind so ausgerüstet, dass sie die Absorptionsrate im Gewebe der Testperson ermitteln und einen bestimmten Höchstwert nicht überschreiten. Zu den dokumentierten Verbrennungen durch Magnetresonanztomographie kommt es daher auch nicht aufgrund der normalen Absorption von Energie, sondern normalerweise dadurch, dass die Absorption durch den Kontakt mit leitenden Materialien punktuell erhöht wird. Solche Materialien können in älteren Systemen im Scanner selbst als Kabel oder Leitungen verbaut sein, sie können aber auch beispielsweise als aluminiumhaltige Pflaster oder bestimmte Formen von Bekleidung der Patient*innen mit in den Scanner gebracht werden.

Das Magnetfeld im Scanner verursacht als sekundären Effekt erheblichen Lärm. Dieser resultiert überwiegend aus der Kraft, die auf die Spulen des veränderlichen Magnetfeldes wirkt. Besonders in Systemen, die keine eigene Dämmung des Schalls haben, kann es ohne entsprechenden Gehörschutz zu erheblicher Lärmbelastung bis

---

[7] Institute for Magnetic Resonance Safety, Education, and Research (IMRSER). URL: http://www.mrisafety.com [16.8.2022].
[8] Vgl. Rauschenberg et al. 2014.

hin zu vorübergehendem Gehörverlust kommen.[9] Aus diesem Grund ist ein Gehörschutz eine gängige Vorsichtsmaßnahme in der Magnetresonanztomographie. Neben den Risiken, die vom Magnetfeld ausgehen, sind zwei weitere zu benennen, nämlich die klaustrophobische Situation im Scanner und die Verwendung von Kontrastmitteln. Die fMRT-Scanner für die Neurowissenschaften sind in den allermeisten Fällen so gebaut, dass der Oberkörper und Kopf der Person eng vom Scanner umgeben sind. Diese röhrenartige Struktur, in der die Person relativ lange unbewegt liegen muss, kann bei einigen Personen Raumangst auslösen. Letztere gilt deshalb normalerweise auch als Ausschlussfaktor für die Teilnahme an fMRT-Experimenten. Für einige wenige Anwendungen werden im fMRT Kontrastmittel verwendet. Es handelt sich überwiegend um jod- und gadoliniumhaltige Substanzen. Beide lösen zwar nur sehr selten schädliche Nebeneffekte aus, können in diesen Fällen aber erhebliche negative Auswirkungen haben. Ihr Einsatz muss daher durch besonders hohen Nutzen in der Forschung oder eben durch die erforderliche diagnostische Aufgabe gerechtfertigt werden.[10]

PET und SPECT teilen einige der Risiken der MRT-Tomographie, insbesondere die klaustrophobische Situation in einer engen Messkammer und das Erfordernis, dabei still zu liegen. Anders als das MRT, das als minimalriskantes Verfahren gelten kann, sind die bildgebenden Verfahren Positronenemissionstomographie (PET) und Einzelphotonenemissionscomputertomographie (SPECT) mit der Verwendung von Radionukliden verbunden. Damit geht einher, dass sowohl die Nutzer*innen als auch Proband*innen und Patient*innen einer ionisierenden Strahlung ausgesetzt sind. Nutzer*innen werden normalerweise der Strahlung ausgesetzt, wenn sie die Substanz handhaben, d. h. diese befindet sich außerhalb ihres Körpers, Proband*innen und Patient*innen bekommen die fraglichen Substanzen injiziert, werden also auch einer körperinternen Strahlenquelle ausgesetzt. Darüber hinaus handelt es sich nach gängiger Definition um invasive Verfahren, denn besagte Substanzen werden intravenös injiziert. Durch die Injektion können auch α- und β-Strahlungen Wirkung auf den Organismus der Person erlangen, die sich in der hier einschlägigen Stärke bei externer Bestrahlung ohne Hautkontakt normalerweise nicht schädlich auswirken.

---

[9] Vgl. Brummett / Talbot / Charuhas 1988.

[10] Vgl. Beckett / Moriarity / Langer 2015.

Aufgrund der Verwendung ionisierender Strahlung gilt für medizinische Anwendungen, dass ein rechtfertigender Grund zum Einsatz von PET und SPECT vorliegen muss. Sie eignen sich also nicht für verdachtsunabhängige Untersuchungen.[11]

Einen Spezialfall bei der ethischen Abwägung der Risiken von Imaging-Verfahren stellt die Forschung an Kindern dar. Grundsätzlich gilt die Möglichkeit, sich an Forschung zu beteiligen als wertvolle Option, die auch vor der Volljährigkeit ergriffen werden kann. Reine Beobachtungsverfahren ohne physische Intervention gelten auch ganz überwiegend als moralisch unproblematisch, wenn der Schutz der gewonnen Daten sichergestellt ist. Risikobehaftete Forschung an Kindern gilt hingegen im Normalfall nur dann als akzeptabel, wenn sie einen manifesten Vorteil für die beforschten Kinder oder eine Gruppe, der diese zugehören, trägt. Beteiligung an risikobehafteter Forschung kann also durch potenziellen Nutzen oder Gruppennutzen gerechtfertigt werden. Auch wenn Kinder normalerweise nicht zur informierten Einwilligung (*consent*) fähig sind, so doch zur Zustimmung (*assent*) oder eben zur Ablehnung. Letztere sollte grundsätzlich als Abbruchgrund gelten.[12]

Die fMRT ist eine physische Intervention, die zwar minimale, aber eben doch identifizierbare Risiken mit sich bringt. Kinder unterliegen zudem denselben Belastungen durch Lärm und Enge in den Tomographen und sind überwiegend weniger als Erwachsene darin geübt, lange Zeiten still zu liegen. Die fMRT-Forschung an Kindern wird also durch potenziellen Nutzen oder Gruppennutzen gerechtfertigt, wenn sie den Kindern die Möglichkeit gibt, eventuelle Ablehnung auch wirksam auszudrücken.

Grundsätzlich wird fMRT-Forschung mit Kindern demnach als moralisch akzeptabel eingeschätzt, wenn entsprechende Maßnahmen zur Linderung eventueller Belastungen und Risiken ergriffen werden. Zwar bietet es sich an, wann immer die geringe Auflösung durch NIRS für den Forschungszweck ausreicht, auf diese Technik zurückzugreifen. Es dürfen aber wichtige Forschungszwecke und entsprechende Experimente verbleiben, die ohne fMRT mit Kindern nicht zu realisieren sind. Für diese Fälle sind die Forschungsprozeduren besonders auf die Bedürfnisse und Verletzbarkeiten von Kindern

---

11 Vgl. Ulmer 2017: 131.
12 Vgl. Nuffield Council on Bioethics 2015.

anpassbar. Entgegen früheren Überlegungen, man könne Kinder nur durch Fixierungen von störenden Bewegungen im Tomographen abhalten,[13] hat sich gezeigt, dass eine spielerische Einbindung in das Experiment selbst bei unangenehmen experimentellen Stimuli gute Erfolge zeitigt.[14]

Es gibt zwar Autoren, die PET-Forschung an Kindern für ethisch rechtfertigbar halten.[15] Diese sei durch einen besonders hohen individuellen oder Gruppennutzen zu rechtfertigen. Es dürfte aber als erhebliche Hürde für solche Versuche gelten, ob der nur potenzielle Gruppennutzen dem realen Schaden durch die ionisierende Strahlung und das invasive Verfahren auszugleichen vermag. In den meisten Ländern gelten für die Verwendung von ionisierender Strahlung in der Forschung an Kindern sehr geringe Grenzwerte.[16]

2.1.2 *Nutzen von* Imaging-*Verfahren – Grenzen und Missverständnisse*

Bildgebungsverfahren, insbesondere funktionelle Bildgebungsverfahren haben neurowissenschaftliche Wissensfortschritte ermöglicht, die zuvor nicht absehbar waren. Der wissenschaftliche Nutzen ist kaum abzuschätzen. Es ist erstmals möglich geworden, Struktur und Aktivität des Gehirns an lebenden Personen detailliert zu beobachten. Davon profitieren praktische Anwendungen in der Medizin ebenso wie die Grundlagenforschung.

Diese Vorteile sind zwar kaum zu überschätzen, können jedoch unter bestimmten Umständen leicht fehlgedeutet werden. Eine erste Fehldeutung resultiert schlicht daraus, dass die konkreten Ergebnisse oder die konkrete Funktion eines Bildgebungsverfahrens fehleingeschätzt werden. So ist Laien oft nicht klar, dass die Ergebnisse nahezu aller funktionalen Bildgebungsstudien, die neurale Aktivität mit mentalen Funktionen assoziieren, auf Durchschnittswerten zahlreicher Proband*innen basieren und kein Abbild der Aktivität einer Einzelperson sind. Ebenso ist bereits mehrfach die Annahme

13 Vgl. Hardy / Armitage 2002; vgl. Hinton 2002.

14 Vgl. van den Bosch et al. 2013.

15 Vgl. Munson / Eshel / Ernst 2006.

16 Zur deutschen Regelung vgl. insbesondere Abschnitt 3.2.1.3 (»Forschung an nicht Einwilligungsfähigen und Minderjährigen«) des zweiten Teils (Rechtliche Aspekte) des vorliegenden Sachstandsberichts.

korrigiert worden, dass es sich bei den entsprechenden Darstellungen um Abbildungen im engeren Sinn handele, vielmehr sind es farblich kodierte Darstellungen von Messwerten. Solche Missverständnisse sind durch zusätzliche Informationen einfach zu korrigieren.[17]

Die Korrektur von Fehldeutungen fällt bei zwei Sonderfällen sehr viel schwerer, die im klinischen bzw. Forschungskontext auftreten und in denen Proband*innen oder Patient*innen konkrete Hoffnungen mit bildgebenden Verfahren verknüpfen. Ein Sonderfall der Fehldeutung von bildgebenden Verfahren tritt in der Klinik auf. Patient*innen fällt es oft schwer, den Nutzen, den Bildgebungsverfahren für sie haben, richtig einzuschätzen, auch wenn sie gut informiert werden. Dieser Sonderfall wird im Folgenden unter dem Titel diagnostisch-therapeutische Fehleinschätzung diskutiert. Eine zweite Fehldeutung ist ebenfalls durch zusätzliche Informationen nur sehr schwer zu korrigieren, weil sie mit Nutzenerwartungen etwaiger Proband*innen verbunden ist: das therapeutische bzw. diagnostische Missverständnis.

2.1.2.1 Klinischer Nutzen und die diagnostisch-therapeutische Fehleinschätzung

Die Bewertung des diagnostischen Nutzens von Imaging-Verfahren fällt Patient*innen oft besonders schwer. Der Grund dafür liegt in relativ hohen Erwartungen, die unter anderem eben dadurch gespeist werden, dass es sich um offenkundig teure und aufwändige Verfahren handelt. Patient*innen erwarten normalerweise, dass der Einsatz aufwändiger Systeme nicht nur die Diagnose deutlich verbessert, sondern oft auch, dass damit auch Therapieoptionen identifiziert werden können. Diese Erwartung wird dann enttäuscht, wenn die verbesserte Diagnose keine neuen Behandlungsmöglichkeiten aufzeigt.

Das Missverständnis, das für diese Enttäuschung verantwortlich ist, wird als diagnostisch-therapeutische Fehleinschätzung bezeichnet. Die diagnostisch-therapeutische Fehleinschätzung besteht darin, den konkreten diagnostischen oder therapeutischen Nutzen eines Verfahrens zu niedrig oder – häufiger – zu hoch einzuschätzen. Es

---

[17] Ausführliche Auseinandersetzungen mit der Entstehung und der Rezeption von Neuroimaging finden sich in Schleim 2011, eine Darstellung der Überzeugungskraft von Bildern in McCabe / Castel 2008.

handelt sich dabei um eine Unterform der therapeutischen Fehleinschätzung (*therapeutic misestimation*), die normalerweise im Kontext klinischer Studien auftritt. Jene besteht darin, dass Teilnehmende die Wahrscheinlichkeit eines Nutzens überschätzen oder das Risiko unterschätzen.[18] In der diagnostisch-therapeutischen Version wird von den diagnostischen Optionen auf Behandlungsmöglichkeiten geschlossen. Gerade die Bildgebung löst diese Fehleinschätzung durch ihre Erfolge und den offenkundig erheblichen Aufwand leicht aus. Deshalb ergibt sich die Herausforderung, bereits bei der Wahl der Diagnoseoptionen in Rechnung zu stellen, ob die daraus resultierenden Informationen die Wahl der präventiven oder therapeutischen Maßnahmen beeinflussen wird.

Die Verwendung von Bildgebungsverfahren in der Klinik ist genau wie jedes andere diagnostische Verfahren durch seinen komparativen Nutzen zu rechtfertigen. Das bedeutet, dass die zusätzliche diagnostische Information zunächst daraufhin geprüft werden muss, ob sie für die Diagnosestellung erforderlich und geeignet ist. Darüber hinaus sollte ermittelt werden, ob sie in irgendeine therapeutische, präventive oder palliative Handlungsoption mündet oder den Patient*innen anderweitigen medizinisch relevanten Nutzen stiftet. Das kann auch dann der Fall sein, wenn ein Verdacht aufgeklärt wird, der eine psychische Belastung darstellt, beispielsweise bei Patient*innen, die aufgrund ihrer Familiengeschichte fürchten, eine konkrete Erkrankung zu entwickeln, aber keine Symptome haben. Dem diagnostischen Nutzen des jeweiligen Verfahrens steht nicht nur derjenige von alternativen Verfahren als Vergleichsgröße gegenüber. Gerade teure Diagnostika wie Bildgebungsverfahren binden nämlich erhebliche Ressourcen, die für andere Maßnahmen dann nicht mehr zur Verfügung stehen. Dem diagnostischen Nutzen steht außerdem die durch das Verfahren erzeugte Erwartungshaltung der Patient*innen gegenüber.

Unterschiedliche funktionale Bildgebungsverfahren spielen unter anderem auch aufgrund des komparativen Nutzens und der Verfügbarkeit alternativer Technologien für ähnliche Zwecke unterschiedlich wichtige Rollen in der Forschung und in der klinischen Verwendung.[19] Das Verfahren, das die Bildgebung mit seinen ein-

---

18 Vgl. Horng / Grady 2003.

19 Für eine exemplarische Diskussion des klinischen Nutzens unterschiedlicher Bildgebungsverfahren vgl. Abschnitt 3 (»Neurobildgebung in der exemplarischen klini-

drucksvollen Bildern am bekanntesten gemacht hat, die funktionale Magnetresonanztomographie ist beispielsweise in der Forschung sehr viel weiter verbreitet als in der Klinik.[20] Dennoch dürften es oft genau solche Bilder sein, die die Erwartung von Patient*innen stillschweigend beeinflussen.

2.1.2.2 Forschungsnutzen und das diagnostische Missverständnis

In der Forschungsethik ist ein weiteres Fehldeutungsphänomen bekannt, das als ›therapeutisches Missverständnis‹ (*therapeutic misconception*) bezeichnet wird. Dabei handelt es sich um die Einschätzung von Proband*innen in Forschungsstudien, dass sie direkt und in therapeutisch relevanter Hinsicht von der Studienteilnahme profitieren würden.[21] Dies ist jedoch ein Missverständnis, weil diese Studien explizit nicht auf das Individualwohl von Proband*innen ausgerichtet sind. Darin unterscheiden sie sich gerade von sogenannten Heilversuchen und eben der klinischen Therapiepraxis.[22] In Forschungsstudien wird die experimentelle Manipulation (oft eine Medikamentengabe) weder darauf ausgelegt noch korrigiert, um das Wohl von individuellen Patient*innen zu erhöhen. Vielmehr dient die Studie primär dazu, verallgemeinerbares Wissen zu erzeugen. Ist das Wohl der individuellen Patient*innen durch die Teilnahme in hohem Maße eingeschränkt, so wird die Teilnahme eher abgebrochen, als dass eine Anpassung des Protokolls vorgenommen würde. Das Patient*innenwohl ist also eine Abbruchbedingung, bestenfalls ein Nebeneffekt, aber keine Erfolgsbedingung.

Neuroimaging ist durchweg keine therapeutische, sondern eine diagnostische Technik. In der Forschung mit bildgebenden Verfahren gibt es aber ein ähnlich gelagertes Missverständnis, nämlich dass Proband*innen einen direkten diagnostischen Nutzen von der Teilnahme haben. Das Missverständnis speist sich oft aus Unkenntnis über die verwendete Technik. Die meisten Bildgebungsverfahren

---

schen Anwendung«) im ersten Teil (Medizinische Aspekte) des vorliegenden Sachstandsberichts.

[20] Vgl. Matthews 2015; Orringer / Vago / Golby 2012.

[21] Vgl. Lidz / Appelbaum 2002.

[22] Zum rechtlichen Unterschied vgl. Abschnitt 3.1 (»Ärztliche Heilbehandlung, Individueller Heilversuch und klinische Forschung«) des zweiten Teils (Rechtliche Aspekte) des vorliegenden Sachstandsberichts. Zur ethischen Unterscheidung vgl. Heinrichs 2006.

werden – entgegen verbreiteter Wahrnehmung – in sehr komplexer Weise auf den jeweiligen Untersuchungsgegenstand angepasst. Die Einstellungen einer bildgebenden Untersuchung entscheiden darüber, worüber die Messung Auskunft geben kann. In den meisten Forschungsstudien werden andere Einstellungen verwendet, als für diagnostische Anwendungen erforderlich wären. Während klinische Studien lediglich nicht auf das individuelle Wohl erkrankter Personen oder von teilnehmenden Testpersonen abzielen, sind Imaging-Studien nicht auf die individuelle Diagnose, oft nicht einmal auf Diagnose überhaupt ausgelegt.

Therapeutisches wie diagnostisches Missverständnis werden von Proband*innen oft auch dann nicht korrigiert, wenn ihnen explizit gesagt wird, dass sie keinen diagnostischen bzw. therapeutischen Nutzen von der Teilnahme an einem Experiment haben werden. Ein diagnostisches Missverständnis liegt besonders dann nahe, wenn man von Experimenten erwarten würde, dass sie Gesundheitsdaten erheben. So liegt es nahe, einen diagnostischen Nutzen zu erwarten, wenn man an einer epidemiologischen Kohortenstudie mit Bildgebungsverfahren teilnimmt. Solche Studien erheben oft gerade Gesundheitsinformationen, wenn auch nicht mit dem Ziel individueller Diagnose. Es liegt hingegen nicht nahe, einen diagnostischen Nutzen zu erwarten, wenn man an einer Studie in den sozialen Neurowissenschaften teilnimmt, etwa einer Studie zur Gesichtswahrnehmung von virtuellen Figuren. Dennoch tritt das diagnostische Missverständnis sogar in solchen Fällen auf. Proband*innen fragen die Leiter*innen der Studien, ob etwas Auffälliges in ihren Gehirnbildern zu sehen sei, obwohl sie wissen, dass diese kein ärztliches Fachpersonal bzw. oft nicht einmal Angehörige der Medizinberufe sind.

2.1.2.3 Rollenmissverständnisse – Ethische Pflichten jenseits des Arzt-Patienten-Verhältnisses[23]

Eine letzte Fehldeutung, nämlich eine Fehldeutung der Rolle der Person, die bildgebende Verfahren einsetzt, ist nicht nur auf Pro-

[23] Das ›Arzt-Patienten-Verhältnis‹ hat sich sowohl in der medizinischen und juristischen Forschung wie auch in der angewandten Ethik zu einem feststehenden Begriff entwickelt, mit dem bestimmte Rechte und Pflichten verbunden sind. Trotz des in diesem Begriff verwendeten generischen Maskulinums sind sowohl auf Arzt- als auch auf Patientenseite Menschen aller Geschlechtsidentitäten vertreten und angesprochen.

band*innen und Patient*innen beschränkt. Sie trifft auch die Forschenden. Diese Fehldeutung ist allerdings deutlich komplexer als die zuvor genannten, denn sie betrifft die konkreten Pflichten, die Forschende, die Imaging-Verfahren verwenden, gegenüber den Testpersonen haben. Dies ist im Fall von klinischem Imaging weitgehend unkompliziert, denn dort besteht ein Arzt-Patienten-Verhältnis, dessen Rechte und Pflichten weitgehend klar bestimmt sind. Die einzige Abweichung in diesem Kontext entsteht dadurch, dass bildgebende Verfahren im klinischen Alltag oft in spezialisierte Abteilungen ausgelagert sind. Das bringt es mit sich, dass Patient*innen der ärztlichen Fachperson, die das bildgebende Verfahren anwendet, nur sehr kurz begegnen. Ihr*e Ansprechpartner*in ist vielmehr eine andere ärztliche Fachperson, der die Abteilung für bildgebende Verfahren zuarbeitet.[24]

Bildgebende Verfahren in der nicht-klinischen Forschung werden überwiegend jenseits eines Arzt-Patienten-Verhältnisses eingesetzt. Sei es, dass die Forscherin zwar eine medizinische Ausbildung hat, aber nicht als Ärztin praktiziert oder in einem konkreten Fall nicht als Ärztin agiert, sei es, dass sie keine medizinische Ausbildung hat. Problematisch wird diese Konstellation zuweilen deshalb, weil die Forscherin dieselben Verfahren einsetzt und damit die Testperson denselben Risiken aussetzt, wie es eine Ärztin tun würde.[25] Neben den oben bereits diskutierten Risiken zählt dazu auch das Risiko eines Zufallsbefundes, falls das nicht-diagnostisch eingesetzte Verfahren doch einmal Informationen erzeugt, die klinisch relevant sind.

In Forschungskontexten sind also solche ethischen Vorkehrungen ebenfalls zu berücksichtigen, die die Risiken der eingesetzten Technik lindern sollen. Nicht ohne Weiteres angemessen sind in dieser Konstellation hingegen ethische Vorkehrungen, die sich aus einem spezifischen Arzt-Patienten-Verhältnis ergeben. Sowohl ärztliche Fachperson als auch eine Person, die in der klinischen Forschung tätig ist, müssen gleichermaßen über die Risiken der von ihnen eingesetzten Techniken informieren, diese Risiken lindern, die Selbstbestimmung der Person achten. Anders als in der medizinischen Behandlung, ist man in der klinischen Forschung allerdings nicht

---

24 Vgl. Ulmer 2017. Zu den unterschiedlichen Vertragsarten für die behandelnden Ärzt*innen und deren radiologische Unterstützung vgl. Abschnitt 3.3.1 (»Behandlungsvertrag«) des zweiten Teils (Rechtliche Aspekte) des vorliegenden Sachstandsberichts.

25 Vgl. Heinrichs / Lanzerath 2017.

auf den gesundheitlichen Nutzen der behandelten bzw. getesteten oder untersuchten Person verpflichtet. Diese Verteilung von Pflichten kann auf zwei unterschiedliche Weisen fehlinterpretiert werden: entweder insofern der Forscherin dieselben Pflichten wie einer Ärztin zugeschrieben werden und sie damit überbeansprucht wird, oder indem ihr, weil sie keine Ärztin ist, gar keine ethischen Pflichten zugeschrieben werden. Die zweite Variante dürfte moralisch weitaus problematischer sein, weil sie darin resultiert, dass Personen Risiken ausgesetzt werden, ohne dass entsprechende Korrekturmaßnahmen vorliegen. Das geschieht beispielsweise, wenn keine Verfahrensweise zum Umgang mit Zufallsbefunden vorliegt.

2.2 Informierte Einwilligung

Der Grund, warum informierte Einwilligung im Kontext von bildgebenden Verfahren besondere Beachtung findet, liegt in deren Anwendungsfeld, weniger in den Technologien selbst. Neuroimaging wird häufiger für Patient*innen und Proband*innen verwendet, die eine kognitive Auffälligkeit zeigen. Es handelt sich im klinischen Bereich um eines der zentralen Mittel zur Lokalisation von Gewebeschäden und Veränderungen im Gehirn. Letztere gehen oft mit kognitiven Veränderungen einher. In der Forschung interessieren oft auch Grenzfälle menschlicher Kognition, also Personen, die untypisch ausgeprägte kognitive Fähigkeiten haben. Darunter sind auch solche, deren kognitive Ausstattung für die informierte Einwilligung schlechter geeignet ist.

Experimentelle und medizinische Maßnahmen sind nur dann zulässig, wenn Patient*innen beziehungsweise Proband*innen ihnen zustimmen. Anderenfalls verstoßen die Mitglieder des ärztlichen Fachpersonals oder Forschende gegen moralische und rechtliche Normen. Eine Zustimmung rechtfertigt die experimentelle oder medizinische Maßnahme, wenn sie auf eine bestimmte Weise zustande gekommen ist. Die Bedingungen für eine rechtfertigende Zustimmung sind für die Forschungsteilnahme und für medizinische Interventionen sehr ähnlich.[26]

---

[26] Zu den konkreten rechtlichen Regelungen vgl. die Abschnitte 3.2.2.2 (»Übersicht der Voraussetzungen«), 3.2.2.3 (»Forschung an nicht Einwilligungsfähigen und Minderjährigen«), 3.2.4.2 (»Einwilligungsunfähige bzw. in ihrer Einwilligungsfähig-

In beiden Fällen muss die zustimmende Person kompetent sein, dürfen keine Drohung, Überredung und Manipulation die Freiwilligkeit ihres Entscheidungsprozesses beeinflussen und müssen alle relevanten Informationen über die jeweilige Maßnahme offengelegt und von der betroffenen Person verstanden werden.[27]

Die entsprechenden Informationen in eine Entscheidung umzusetzen, erfordert nicht nur deren Verständnis, sondern auch die Gelegenheit zur Deliberation und zum Dialog mit den Forschenden oder der ärztlichen Fachperson und möglicherweise auch mit nahestehenden Personen. Das kann ausnahmsweise instantan, d. h. während der Rezeption der Informationen vonstattengehen. Dies dürfte aber nicht der Normalfall sein. Es bietet sich vielmehr an, im Aufklärungsprozess explizit Zeit zum Nachdenken und Gelegenheit zur Nachfrage einzuräumen. Die erforderliche Zeitspanne kann extrem unterschiedlich sein. Sie reicht von einigen Minuten bei risikoarmen Experimenten mit hochkompetenten Proband*innen bis hin zu mehreren Tagen bei längerfristigen, risikoreicheren medizinischen Eingriffen bei Patient*innen, die Schwierigkeiten bei der Entscheidungsfindung haben.

Nach einer Entscheidung auf dieser Basis autorisieren Patient*innen oder Proband*innen die Forschenden oder ärztlichen Fachpersonen, die entsprechende Maßnahme durchzuführen. Während der Maßnahme kann die Person diese Zustimmung jederzeit zurückziehen. Im Falle der medizinischen Maßnahme, nicht aber der Forschungsbeteiligung kommt hinzu, dass – sofern möglich – alternative Diagnose- oder Therapieoptionen angeboten werden und die ärztliche Fachperson eine Empfehlung ausspricht. Erst nach entsprechender Überlegung erfolgt eine Unterschrift unter einen Behandlungs- oder Probandenvertrag respektive eine andere Form der Dokumentation bei solchen Patient*innen und Proband*innen, die eine Unterschrift nicht sinnvoll leisten können.

Bildgebende Verfahren kommen oft in Kontexten zum Einsatz, in denen die Zustimmung durch Proband*innen oder Patient*innen erschwert ist. Dies ist entweder der Fall, weil es sich um Personen mit einer ungewöhnlichen Ausprägung kognitiver Fähigkeiten handelt, oder, weil die Prozedur selbst Einfluss auf die Zustimmungsfähigkeit nimmt. Letzterer Fall wird erst später im Verlauf von Experiment

---

keit beschränkte Personen«) und 4.2.4.3 (»Strahlenschutzgesetz«) des zweiten Teils (Rechtliche Aspekte) des vorliegenden Sachstandsberichts.

[27] Vgl. Beauchamp / Childress 2013: 101–149 .

oder Diagnose relevant, aber Proband*innen und Patient*innen mit eingeschränkter Fähigkeit zur Zustimmung stellen bereits im Aufklärungs- und Einwilligungsprozess zusätzliche Anforderungen. Probleme beim Verständnis der anstehenden Forschungsstudie oder der medizinischen Intervention können vielfältige Ursachen haben. Sie können aber überwiegend durch spezifische Maßnahmen kompensiert werden. Mangelnde Sprachkompetenz, sei es aufgrund eines anderssprachlichen Hintergrunds, Analphabetismus oder Legasthenie können durch Übersetzungen, mündliche Informationen und Video-/Tondokumentationen kompensiert werden. Geringere Verständnisfähigkeit kann durch bessere Aufbereitung der Informationen in einfacher Sprache und durch langsamere Präsentation der Information kompensiert werden. In schwereren Fällen sind dazu aber andere Maßnahmen erforderlich, insbesondere Formen der Betreuung, die im Weiteren noch genauer erläutert werden.

Allerdings sind den Kompensationsmechanismen dadurch Grenzen gesetzt, dass einige Informationen über Forschungsmanipulationen oder medizinische Maßnahmen zu komplex sind und es nicht nur durch die Darstellung werden. Zudem ist die Menge an Informationen, die normalerweise erforderlich ist, um eine informierte Einwilligung zu erlangen, relativ umfangreich.

Im Fall von Forschungsstudien umfassen sie je nach institutionellem und rechtlichem Umfeld:

Allgemeine Informationen über das Forschungsvorhaben:

- Dass es sich um eine Forschungsstudie mit Proband*innen handelt.
- Was der Zweck der Studie ist.
- Wer die Forschung organisiert und finanziert.
- Was mit den Ergebnissen der Forschung passieren wird.

Die genaue Beschaffenheit der Teilnahme:

- Was die voraussichtliche Dauer der Teilnahme sein wird.
- Welche vernünftigerweise vorhersehbaren Risiken, Unannehmlichkeiten oder Nachteile mit der Teilnahme verbunden sind.
- Welche Verfahren und zu prüfenden Stoffe oder Arzneimittel eingesetzt werden und welche davon experimentell sind. Insbesondere, ob und welche genetischen Tests geplant sind.
- Welche Vorteile für Proband*innen, das Forschungsthema oder für andere vernünftigerweise von der Forschung erwartet werden können.

Die Freiwilligkeit der Teilnahme:

- Dass die Teilnahme freiwillig ist.
- Dass der Proband sich jederzeit aus der Forschung ohne Konsequenzen zurückzuziehen kann.
- Dass die Möglichkeit besteht, Fragen zu stellen.

Die Schutzvorkehrungen für Proband*innen:

- Welche Verfahren zur Gewährleistung des Datenschutzes / der Vertraulichkeit / der Privatsphäre eingesetzt werden, einschließlich der Dauer der Speicherung von personenbezogenen Daten.
- Wie mit Zufallsbefunden umgegangen wird.
- Was mit den Daten oder Proben am Ende des Untersuchungszeitraums geschehen wird und ob die Daten / Proben für weitere Untersuchungen beibehalten oder an Dritte weitergegeben oder verkauft werden.
- Mit wem Kontakt bei Fragen zu der Forschung und den Rechten der Proband*innen aufgenommen werden kann und wer bei entsprechenden Verletzungen dieser Rechte zu kontaktieren ist.
- Bei Forschung mit mehr als minimalem Risiko eine Erklärung, ob es irgendwelche Behandlungen oder Entschädigungen gibt, wenn eine Verletzung eintritt, und wenn ja, worin diese bestehen oder wo weitere Informationen eingeholt werden können. Dabei sollte der Proband*innen-Versicherungsschutz erwähnt werden.

Die rechtlichen Anforderungen für Arzneimittelstudien finden sich im Artikel 29 Abs. 2 der EU-Verordnung 536/2014 über klinische Prüfungen mit Humanarzneimitteln. Andere Forschungsstudien orientieren sich oft an derselben Verordnung, zuweilen aber eher an der *Deklaration von Helsinki*.[28]

Im Fall medizinischer Interventionen ist im Patientenrechtegesetz eindeutiger geregelt, welche Informationen bereitgestellt werden müssen. Die Aufklärungspflichten sind nach § 630e:

> »(1) Der Behandelnde ist verpflichtet, die Patient*innen über sämtliche für die Einwilligung wesentlichen Umstände aufzuklären. Dazu gehören insbesondere Art, Umfang, Durchführung, zu erwartende Folgen und Risiken der Maßnahme sowie ihre Notwendigkeit, Dringlichkeit, Eignung und Erfolgsaussichten im Hinblick auf die Diagnose oder die Therapie. Bei der Aufklärung ist auch auf Alternativen zur Maßnahme

[28] Vgl. World Medical Association 2013.

> hinzuweisen, wenn mehrere medizinisch gleichermaßen indizierte und übliche Methoden zu wesentlich unterschiedlichen Belastungen, Risiken oder Heilungschancen führen können. (...).«[29]

Den Fall nicht-einwilligungsfähiger Patient*innen regelt das Betreuungsrecht. Demnach kann ein rechtlicher Vertreter[30] die Einwilligung zu einer medizinisch erforderlichen Maßnahme geben. Diese Konstellation ist in der Forschung normalerweise nicht vorgesehen. Abgesehen von einer sehr speziellen Ausnahmeregelung ist Forschung an nicht-einwilligungsfähigen nicht rechtfertigungsfähig. Laut einer Änderung des Arzneimittelgesetzes von 2016 ist es möglich, dass Personen in einer Patientenverfügung festlegen, dass sie in einem späteren, nicht-einwilligungsfähigen Zustand an der Forschung teilnehmen wollen. In diesem besonderen Fall ist die Zustimmung eines Betreuers[31] und damit die Forschungsteilnahme möglich. Allerdings muss die Forschung in der jeweiligen Verfügung relativ genau benannt werden. Weil konkrete Forschungsprojekte zu dem Zeitpunkt noch nicht absehbar sind, zu dem die zukünftigen Patient*innen ihre Verfügung verfassen, scheint diese Novelle des AMG aber erhebliche Anwendungsprobleme aufzuwerfen (§ 40b Absatz 4 der 4. AMG-Novelle).[32]

2.2.1 *Breite und Blanko-Einwilligung*

Eine besondere Variante der informierten Einwilligung hat vor dem Hintergrund steigenden Datenbedarfs immer größere Verbreitung gefunden, die breite bzw. Blanko-Einwilligung (*broad consent*). Das Verfahren hat zunächst bei der Erstellung von Gewebebanken große Verbreitung gefunden, ist aber für Forschungsdatenbanken ebenso einschlägig geworden. Dabei stimmen Einwilligende nicht nur der Verwendung der eigenen Daten für das anliegende Forschungsprojekt zu, sondern zugleich der Wiederverwendung in anderen Projekten und möglicherweise durch andere Forschende. Je nachdem, ob dabei

[29] Patientenrechtegesetz § 630e.

[30] Es handelt sich hierbei um einen feststehenden juristischen Begriff, der Personen jeglicher geschlechtlichen Identität umfasst.

[31] Es handelt sich hierbei um einen feststehenden juristischen Begriff, der Personen jeglicher geschlechtlichen Identität umfasst.

[32] Für weitere rechtliche Details vgl. Abschnitt 3.2.4.2.1 (»Erwachsene«) des zweiten Teils (Rechtliche Aspekte) des vorliegenden Sachstandsberichts.

eine thematische Begrenzung vorgesehen wird, spricht man von breiter Einwilligung oder bei ganz freier Wiederverwendung von Blanko-Einwilligung.[33]

Wie oben ausgeführt hängt die legitimierende Kraft einer Einwilligung normalerweise davon ab, dass die Person darüber informiert ist, welches Forschungsprojekt sie unterstützt, d. h., dass sie informiert ist, worin sie einwilligt. Genau das scheint aber bei breiter oder Blanko-Einwilligung unterlaufen zu werden.[34] Forschungsteilnehmende verlieren auf diese Weise die Option, nur bestimmte Formen oder Themen der Forschung zu unterstützen. Überzeugte Pazifist*innen mögen beispielsweise an einem vollständig zivilen Experiment teilnehmen, ihre Daten könnten aber für weitere Forschung mit *Dual-use*-Charakter wiederverwendet werden. Auf institutioneller Seite herrschen ernstzunehmende Vorbehalte gegenüber diesen breiten Formen der Einwilligung. Die WHO beispielsweise schränkt sie auf vollständig anonyme Daten ein.[35]

Ob die forschungsethischen Vorbehalte gegen breiten oder Blanko-Konsens durch deren Vorteile zu kompensieren sind, ist nach wie vor nicht geklärt, es bestehen aber in der Ethik erhebliche Zweifel daran.[36] Die Vorteile dieser Einwilligungsformen liegen in erster Linie darin, dass sie Daten leichter verfügbar machen, also den Aufwand für Forschende reduzieren. Aufwandsreduktion mag zwar aus forschungspolitischer Sicht ein relevanter Grund sein, es handelt sich aber nicht um einen konsistenten ethischen Grund. Zu viele Formen der Aufwandsreduktion sind offenkundig moralisch verwerflich, beispielsweise die vollständige Aufgabe der Einwilligungspraxis. Für die Einführung der breiten Einwilligung spricht, dass die Forschung mit Forschungsdatenbanken ein minimales, vielleicht sogar kein Risiko mit sich zu bringen und damit besser dazustehen scheint als die Forschung mit neuen Proband*innen, die immer ein Risiko birgt. Allerdings ist vor dem Hintergrund der Informationsrisiken, die sich mit immer neuen Möglichkeiten der Deanonymisierung ergeben, zweifelhaft geworden, ob der Rückgriff auf Forschungsdatenbanken wirklich ein geringeres Risiko für Proband*innen generiert.

---

33 Eine ausdrückliche Bevorzugung der breiten Zustimmung vor spezifischen und dynamischen Varianten findet sich in Mikkelsen et al. 2019.

34 Vgl. Salvaterra et al. 2008.

35 Für den Spezialfall genetischer Datenbanken wird dies dokumentiert in Laurie 2004.

36 Vgl. Caulfield / Kaye 2009.

Aufgrund der Kritik an der breiten und Blanko-Einwilligung sind alternative Verfahren entwickelt worden, die es ermöglichen sollen, die Autonomie von Forschungsteilnehmenden zu wahren. Eine Lösung, die über breite Einwilligung kaum hinausgeht, aber die Informationen über die Einwilligung des Forschungssubjekts für Forschende verfügbar macht, sieht vor, die Metadaten eines jeweiligen Datensatzes anzureichern.[37] So ein Vorgehen wäre technisch weit weniger anspruchsvoll als dasjenige, Konsens zu einem dynamischen Prozess zu machen, in den die Forschungsteilnehmenden über eine technische Infrastruktur eingebunden bleiben.[38] Lösungen zur dynamischen Einwilligung ermöglichen Forschungsteilnehmenden den kontinuierlichen Überblick und die stete Kontrolle über die Verwendung ihrer Daten oder Samples, sie funktionieren aber nur, wenn diese kontinuierliche Interaktion auch aufrecht erhalten bleibt. Das wiederum bedeutet nicht nur erheblichen technischen Aufwand, sondern fordert stete Aktivität von den Proband*innen über Jahre hinweg.

2.3 Zufallsbefunde

Bildgebende Verfahren können diagnostisch relevante Informationen generieren. Dazu sind sie entwickelt worden, und könnten sie es nicht, würden sie in der Klinik gar nicht und in der Forschung deutlich weniger verwendet.[39] Zudem erzeugen bildgebende Verfahren umfangreiche Informationen, die über das jeweilige Untersuchungsziel oft hinausgehen. Beispielsweise wird ein Scan, der in einem fMRT-Experiment entsteht, auch anatomische Informationen enthalten, selbst wenn den Forschenden ausschließlich funktionale Informationen über den Sauerstoffverbrauch des Gehirns interessieren.

Beim Neuroimaging entstehen also mit nennenswerter Wahrscheinlichkeit Informationen, auf die die jeweilige Untersuchung nicht abgezielt hat und die diagnostisch relevant sind, sogenannte Zufallsbefunde. Das geschieht in der klinischen Verwendung, wenn nicht nur der Diagnose-auslösende Verdacht abgeklärt wird, sondern

---

[37] Vgl. Woolley 2016.

[38] Vgl. Kaye et al. 2015.

[39] Vgl. den letzten Abschnitt des Abschnitts 1.1 (»Magnetresonanztomographie«) des ersten Teils (Medizinische Aspekte) des vorliegenden Sachstandsberichts.

darüber hinaus diagnostisch relevante Informationen auftreten.[40] In der Forschung geschieht das immer dann, wenn eine diagnostisch relevante Information auftritt, denn diese ist nicht Ziel einer Imaging-Forschungsstudie.

Zufallsbefunde beim Neuroimaging sind vergleichsweise häufig. Die bekannten Zahlen unterscheiden sich zunächst zwischen den konkreten Verfahren und dem Kontext ihres Einsatzes. Zufallsbefunde sind beispielsweise wahrscheinlicher, wenn mit Gruppen von Proband*innen in fortgeschrittenem Alter gearbeitet wird. Die Zahlen unterscheiden sich aber auch dann, wenn die Faktoren ›Verfahren‹ und ›Anwendungskontext‹ stabil gehalten werden. Ein Grund dafür dürfte darin liegen, dass Daten aus Imaging-Verfahren nicht einfach für sich sprechen. Die Daten aus bildgebenden Verfahren werden nicht nur mit aufgabenspezifischen Einstellungen erhoben, entsprechend vorbearbeitet und aufbereitet, sie werden auch von sehr unterschiedlichen Personenkreisen gesichtet. Ob also beispielsweise eine bestehende anatomische Veränderung in einem Zufallsbefund auffällt, hängt unter anderem davon ab, ob das gewählte bildgebende Verfahren (fMRT, EEG …) überhaupt geeignet ist, diese abzubilden, ob die gewählte Einstellung des Verfahrens (vgl. naturwissenschaftlicher Teil zu unterschiedlichen Gewichtungen von MRT-Scans) entsprechende Informationen generieren kann, ob die fragliche anatomische Struktur überhaupt fokal in der gescannten Region liegt und ob die Personen, die die entsprechenden Scans sehen, für diese Information sensibel sind. Nicht zuletzt kann sehr unterschiedlich ausfallen, was als Zufallsbefund gilt. Es lassen sich beispielsweise alle Auffälligkeiten zählen, die die jeweiligen Forschenden oder medizinischen Fachpersonen für abklärungsbedürftig halten, oder nur die, welche sich als behandlungsbedürftig erwiesen haben. Aus diesem Grund kann die Zahl der Zufallsbefunde je nach Kontext stark variieren. Die angegebenen Raten der Zufallsbefunde variieren denn auch zwischen 13 % und 84 %[41] und die der klinisch relevanten Zufallsbefunde zwischen

[40] Zur medizinethischen Diskussion von Zufallsbefunden im klinischen Bereich vgl. Parker / Majeske 1995; für eine Fülle von Beispielen aus dem klinischen Bereich vgl. die Ausgabe 1/2005 von *Seminars in Ultrasound, CT & MR*.

[41] Vgl. Wolf 2011: 221.

1 % und 8 %.[42] Man geht im Moment davon aus, dass bei ungefähr 2,7 % aller fMRT-Untersuchungen Zufallsbefunde auftreten.[43]

Die ethischen Schwierigkeiten, die sich aus Zufallsbefunden ergeben, ranken sich in erster Linie um die Ansprüche und Verpflichtungen in den Beziehungen zwischen den Betroffenen, zwischen Patient*innen und den Mitgliedern des ärztlichen Fachpersonals, zwischen Testpersonen und Forschenden und den dahinterstehenden Institutionen. Die Beziehung zwischen Forschenden und Testperson ergibt sich in erster Linie dadurch, dass beide am wissenschaftlichen Prozess, an der Gewinnung neuen Wissens beteiligt sind. In rechtlicher Hinsicht wird ihr Verhältnis durch einen Probandenvertrag geregelt.[44] Die Orientierung an der Gewinnung neuen Wissens prägt die Ansprüche und Pflichten von Forschenden und Testpersonen in dieser Beziehung. Forschende sind darauf festgelegt, die ihnen zur Verfügung gestellten Informationen und Optionen zur Informationsgewinnung so einzusetzen, dass das gewählte Forschungsziel erreicht wird. Von Testpersonen erwartet man, dass sie aufrichtig am entsprechenden Experiment teilnehmen, d. h. beispielsweise nicht versuchen, den Experimentaufbau zu täuschen oder eine korrekte Messung zu erschweren. Die Teilnahme am wissenschaftlichen Forschungsprozess legt keine der beteiligten Personen auf das gegenseitige Wohl fest. Gerade darin unterscheidet sich das Verhältnis zwischen Forschenden und Testperson von dem zwischen behandelnder und behandelter Person innerhalb des ärztlichen Behandlungsverhältnis. Das Ziel der Beziehung zwischen behandelnder und behandelter Person ist durch das Wohl der behandelten Person gegeben. Im normalen ärztlichen Behandlungsvertrag ist die Pflicht enthalten, die zu behandelnde Person über etwaige Gesundheitsrisiken aufzuklären, also auch über Zufallsbefunde. Aus diesem Grund sind Zufallsbefunde, also Informationen, die das Wohl der Testpersonen betreffen können, im Forschungskontext auch wesentlich disruptiver als im medizinischen Kontext.

---

[42] Vgl. Heinemann et al. 2007: A1982 f.; Vernooij et al. 2007.

[43] Für einen Überblick über weitere Prävalenzzahlen vgl. auch Gibson / Sudlow / Wardlaw 2017: 56f.; Morris et al. 2009.

[44] Vgl. Abschnitt 3.2.4.2 (»Einwilligungsunfähige bzw. in ihrer Einwilligungsfähigkeit beschränkte Personen«) des zweiten Teils (Rechtliche Aspekte) des vorliegenden Sachstandsberichts.

Ein Zufallsbefund verändert das Verhältnis von Forschenden und Testperson dahingehend, dass die forschende Person durch den Umgang mit den gewonnenen Informationen potenziell das Wohl der Testperson beeinflussen kann. Die gewonnenen Informationen sind nicht mehr nur allein wissenschaftlich bedeutsam, sondern diagnostisch, d. h. medizinisch relevant. Die zentrale Frage in dieser Konstellation ist, ob daraus Ansprüche der Testperson oder Pflichten der forschenden Person entstehen.[45]

2.3.1 *Einschlägige Rechte und Pflichten*

Die beiden in der Debatte um Zufallsbefunde am häufigsten bemühten Rechte bzw. Pflichten sind das Recht auf Nichtwissen und die Pflicht zur Nothilfe. Das Recht auf Nichtwissen tritt prominent 1997 in Erscheinung, als es sowohl in der *Europäischen Konvention über Menschenrechte und Biomedizin* und der *Universal Declaration on the Human Genome and Human Rights* der UNESCO formuliert wird, – exemplarisch in Artikel 10 Nummer 2 der EU-Konvention: »Jeder hat das Recht auf Auskunft in Bezug auf alle über seine Gesundheit gesammelten Angaben. Will jemand jedoch keine Kenntnis erhalten, so ist dieser Wunsch zu respektieren.«[46] Ein so formuliertes Recht resultiert mindestens in der Pflicht für Mitglieder der Medizinberufe und Forschende in der klinischen Forschung, gegebenenfalls Informationen nicht mitzuteilen, also eine Unterlassenspflicht. Darüber hinaus dürften entsprechende Maßnahmen des Datenschutzes gefordert sein, mit denen verhindert wird, dass die entsprechende Information über andere Kanäle zur Testperson durchdringt. In anderen Kontexten als dem Imaging stellt sich das Problem, dass Informationen, die in Untersuchungen an einer Person gewonnen werden, auch für andere Personen einschlägig sind, nämlich im Falle genetischer

---

[45] Über die Unterschiede zwischen dem Arzt-Patienten-Verhältnis und dem zwischen Forschenden und Proband*innen wird in der gegenwärtigen wissenschaftlichen Debatte (vgl. Miller / Brody 2003) und in institutionellen Normierungsprozessen gestritten. Während einige Autoren die Unterschiede zwischen diesen beiden Verhältnissen (vgl. Check 2005) stark machen (vgl. Heinemann et al. 2007; Heinrichs 2011), betonen andere die Ähnlichkeiten (vgl. Richardson 2008).

[46] Zur Verankerung des Rechts auf Nichtwissen im deutschen Recht vgl. die Abschnitte 4.1 (»Heilbehandlung«) und 4.2 »Klinische Forschung« des zweiten Teils (Rechtliche Aspekte) des vorliegenden Sachstandsberichts.

Untersuchungen. Beim Neuroimaging hingegen betreffen die gewonnen Informationen im Normalfall nur die jeweilige Testperson.

Das Recht auf Nichtwissen wird in der Debatte überwiegend als ein auf der Autonomie der Testperson oder der erkrankten Person beruhendes Recht verstanden. Exemplarisch führt Andorno diese Interpretation für den Fall von genetischen Informationen vor.[47] Diese Darstellung lässt sich aber ohne Weiteres auf den Fall des Neuroimaging übertragen. Nichtwissen könne Autonomie bewahren, insofern eine Person selbst darüber befinden könne, ob sie sich möglicher psychologischer Belastung aussetzen möchte. Ist sie dazu nicht bereit, würde sie durch die Mitteilung eines Zufallsbefundes nicht nur geschädigt, darüber hinaus würde auch ein relevantes Selbstbestimmungsrecht verletzt. Eine alternative Interpretation des Rechts auf Nichtwissen als Konsequenz eines Anspruchs auf Schutz der eigenen Privatsphäre bzw. auf die Kontrolle über die eigenen Informationen ist von Laurie vorgelegt worden.[48]

Demgegenüber ist mehrfach bezweifelt worden, dass ein Recht auf Nichtwissen eine geeignete Konstruktion für den moralischen Diskurs ist, teilweise gar, dass es ein solches Recht überhaupt geben könne. Beispielsweise behauptet Ost, Autonomie und Unwissen seien unvereinbar.[49] Informationen seien demnach eine Kernbedingung für effiziente Selbstbestimmung, und der Verzicht auf den Zugang zu Informationen sei immer ein Verlust und kein Gewinn an Selbstbestimmung. Personen, die auf den Zugang zu Informationen verzichteten, indem sie darauf bestehen, dass Zufallsbefunde nicht offengelegt werden, vermieden zwar Belastungen und Stress, gewännen dadurch aber nicht an Autonomie. Stahl und Tomlinson legen ein ähnliches Argument vor. Sie behaupten, der Verzicht auf ohne Weiteres verfügbare Information sei keine Entscheidung im Lichte der verfügbaren Informationen. Sie gestehen aber ebenfalls ein, dass die Mitteilung von Zufallsbefunden eine erhebliche Belastung bedeuten kann, insbesondere, wenn sie nicht von hoffnungsstiftenden Beratungs-, Diagnose- und Therapieangeboten begleitet ist.[50] Eine strikte Abhängigkeit des Rechts auf Nichtwissen vom Recht auf

---

47 Vgl. Andorno 2004.
48 Vgl. Laurie 2014.
49 Vgl. Ost 1984.
50 Vgl. Stahl / Tomlinson 2017.

Wissen behaupten Schaefer und Savulescu,[51] die sich zudem dafür stark machen, nicht nur medizinischen Nutzen als Grund für die Mitteilung von Zufallsbefunden zu akzeptieren.

Auch wenn das Recht auf Nichtwissen als moralischer und rechtlicher Anspruch akzeptiert wird, kann es mit relevanten moralischen Gründen für die Mitteilung einer solchen Information konfligieren, zunächst mit der Pflicht zur Nothilfe des Forschenden. Eine Pflicht zur Nothilfe könnte deshalb entstehen, weil je nach Konstellation für die Forschenden eine akute Bedrohung von Gesundheit und Leben einer an der Studie teilnehmenden Testpersonen erkennbar wird und Forschende ohne großen Aufwand in der Lage wären, diese Bedrohung abzuwenden oder mindestens zu helfen, sie abzuwenden. Eine Möglichkeit besteht darin, schlicht zu kommunizieren, dass eine solche Bedrohung existiert und die Empfehlung zur ärztlichen Abklärung zu geben. Es scheint sich nach erstem Dafürhalten um einen klassischen Fall dessen zu handeln, was Immanuel Kant so beschreibt:

> »Noch denkt ein vierter, dem es wohl geht, indessen er sieht, daß andere mit großen Mühseligkeiten zu kämpfen haben (denen er auch wohl helfen könnte): was gehts mich an? Mag doch ein jeder so glücklich sein, als es der Himmel will, oder er sich selbst machen kann, ich werde ihm nichts entziehen, ja nicht einmal beneiden; nur zu seinem Wohlbefinden oder seinem Beistande in der Noth habe ich nicht Lust etwas beizutragen!«.[52]

Nach Kant besteht eine weite Pflicht zur Wohltätigkeit in einer solchen Situation. Im deutschen Recht gibt es eine kodifizierte Pflicht, in Unglücksfällen zu helfen (§ 323 c StGB). Diese Pflicht ist sogar strafbewehrt, Unterlassung wird aber nur sehr selten tatsächlich geahndet. Unter die Unglücksfälle gehört nach juristischem Verständnis auch eine sich plötzlich und schnell verschlimmernde Erkrankung. Im Kontext des Neuroimaging wird oft das Beispiel eines Aneurysmas angeführt, welches zu platzen droht. Darin sei eine unmittelbare Gefahr für Leib und Leben einer Testperson durch eine plötzliche und schnelle Verschlimmerung einer Krankheit gegeben.[53] Zufallsbefunde in der Heilbehandlung sind moralisch und rechtlich anders einzuordnen, denn dort ist die Verpflichtung auf das Wohl der Patient*innen kon-

51 Vgl. Schaefer / Savulescu 2018.
52 Kant GMS: 423.
53 Vgl. Heider 2018; Hentschel / Klix 2006; Schleim et al. 2007.

stitutiv für das Arzt-Patienten-Verhältnis. Die Mitteilung von gesundheitsrelevanten Informationen kann dort als dominanter Regelfall gelten, von dem es nur sehr wenige Ausnahmen geben kann.[54]

Ob es sich bei der Mitteilung von Zufallsbefunden um einen Anwendungsfall der *moralischen* Pflicht zur Hilfeleistung handelt, ist allerdings umstritten. Hier eine Pflicht zur Hilfeleistung zu behaupten, ist allein schon deshalb problematisch, weil damit relativ starke Voraussetzungen über das Wohl der Testperson gemacht werden, die nicht unbedingt mit dessen eigener Vorstellung übereinstimmen müssen. Testpersonen können vor einem Experiment gefragt werden, ob sie eine etwaige Mitteilung von Auffälligkeiten wünschen. Sollten sie dies verneinen, kann bezweifelt werden, ob die Mitteilung gegen ihren Willen tatsächlich eine Hilfeleistung ist.

Außerdem ist die Vorstellung, in einem zur Forschung geeigneten Bild sei ein vor dem Platzen stehendes Aneurysma zu erkennen, stark vereinfachend. Wie oben erwähnt sind zahlreiche Sequenzen, die in der Forschung verwendet werden, für solche detaillierten anatomischen Aufnahmen nicht geeignet. Zudem sind Forschende in großer Zahl keine praktizierenden Neuroradiolog*innen, die eine so klare Diagnose stellen könnten. Den meisten Forschenden, die bildgebende Verfahren nutzen, wird im Zweifel bloß ein ungewöhnlicher Schatten auffallen. Das bedeutet, dass sie oft nicht in der Lage sind zu erkennen, ob ihr Scan auf eine sich plötzlich und schnell verändernde Erkrankung hindeutet. Teilt man einen solchen, auf normalerweise unzureichender klinischer Prüfung beruhenden Verdacht mit, riskiert man erhebliche psychische und auch physische Belastungen für die Testperson. Dieser Mitteilung wird sich nämlich oft eine Differentialdiagnose anschließen, die selbst wiederum möglicherweise unangenehme und zeitintensive medizinische Prozeduren involviert und durchaus in einem negativen Befund resultieren kann.[55] Es ist in der deutschen Diskussion um mögliche Richtlinien zu Zufallsbefunden sehr explizit darauf hingewiesen worden, dass es nicht ausreicht, den Prozess der Aufklärung und Einwilligung entsprechend zu gestalten,

---

[54] Zur entsprechenden rechtlichen Regelung vgl. Abschnitt 4.1 (« Heilbehandlung ») des zweiten Teils (Rechtliche Aspekte) des vorliegenden Sachstandsberichts.

[55] Vgl. Wolf 2011: 627.

sondern dass man auch die Befugnisse und Kompetenzen der in einem Projekt involvierten Forschenden zu berücksichtigen habe.[56]

Die Alternative zur Mitteilung von reinen Auffälligkeiten, die nicht von medizinischen Expert*innen begutachtet wurden, besteht vorderhand darin, entsprechende Expertise in der jeweiligen Forschungsstudie vorzuhalten. Es steht allerdings zu beachten, dass diese Option nicht kostenneutral zu haben ist und dazu zwingt, Forschungsmittel für diese Begutachtung vorzuhalten. Das Kernproblem, dass Personen möglicherweise auf die Mitteilung von Zufallsbefunden verzichten wollen, wird durch diese Maßnahme nicht angegangen, sie senkt lediglich die Fehlerrate bei der Identifikation von Zufallsbefunden.

2.3.2 *Nutzen und Schaden der Mitteilung von Zufallsbefunden*

Neben konkreten Ansprüchen können auch andere Gründe für oder gegen die Mitteilung von Zufallsbefunden in Anschlag gebracht werden. Kritiker*innen des Rechts auf Nichtwissen weisen wie oben diskutiert darauf hin, dass dieses weniger durch Autonomie-Erwägungen als durch Schadensvermeidungserwägungen begründet zu sein scheint. Sollte dies der Fall sein, dann wären Nutzenargumente geeignet, diesen eigentlichen Grund für das Recht auf Nichtwissen zu stützen oder zu unterminieren. Der mögliche Nutzen durch die Mitteilung von Zufallsbefunden besteht in der Möglichkeit, pathologische Zustände sicher zu diagnostizieren oder eben auszuschließen, sie zu therapieren und deren unentdeckten Fortgang zu verhindern. Schaefer und Savulescu[57] weisen darauf hin, dass daneben andere, nicht-medizinische Nutzen auftreten können. Ihr Beispiel einer falschen Vaterschaftszuordnung ist aber für Imaging-Verfahren nicht einschlägig.

Dem Nutzen gegenüber stehen mögliche Schäden durch die Mitteilung des Zufallsbefunds, insbesondere die Belastung durch den Prozess und das Ergebnis der Differentialdiagnose, sowie die psychische Belastung in der Zeit vor deren Ergebnis. Nicht zuletzt können die Ergebnisse der Differentialdiagnose zusätzliche Belastungen mit sich bringen, ohne dass garantiert wäre, dass dem ein entsprechender

---

56 Vgl. Hentschel / von Kummer / German Society of Neuroradiology 2009.
57 Vgl. Schaefer / Savulescu 2018.

therapeutischer Nutzen gegenübersteht. Zufallsbefunde können sich als belastende, nicht therapierbare Erkrankungen herausstellen, die eine Anpassung des Lebensstils erzwingen, soziale Ausgrenzungseffekte bewirken und sogar monetäre Kosten bei der Absicherung der eigenen Kranken- und Pflegeversorgung durch höhere Versicherungsprämien erzeugen.[58]

Sowohl der mögliche Nutzen wie auch die gerade genannten Risiken sind nicht an den Untersuchungszeitraum gebunden. In der Forschung ist es üblich, anonymisierte Imaging-Daten in Datenbanken über lange Zeit zu speichern und möglichen späteren Analysen mit neuen Techniken zuzuführen. Je nachdem, welche Daten genau in eine Datenbank eingestellt werden, ist also nicht ausgeschlossen, dass Zufallsbefunde auch deutlich später auftreten.[59]

3. Ethische Aspekte der Neurobildgebung in der Forschung

Wie bereits oben erwähnt sind die Prinzipien biomedizinischer Ethik für die Bewertung des Einsatz bildgebender Verfahren leitend. Das bislang nur wenig thematisierte Prinzip der Gerechtigkeit schlägt sich insbesondere im Bereich des Forschungseinsatzes von Imaging-Verfahren nieder. Dort reguliert es den gleichen und dennoch für besondere Verletzlichkeit sensiblen Zugang zum Forschungsteilnahme (3.1). Über die gängigen Prinzipien hinaus gilt es in der Bewertung von Neuroimaging besondere Vorsicht hinsichtlich der Verwendung, Aufbewahrung und Sicherung der daraus resultierenden Daten walten zu lassen. Dies betrifft nicht nur den Schutz von Daten in konkreten Forschungsprojekten (3.2), sondern auch die Weitergabe an entsprechende Datenbanken (3.3).

3.1 Rekrutierung von Proband*innen und gleicher Forschungszugang

Gehirne sind so individuell wie der Rest eines Organismus auch. Um verallgemeinerbare Aussagen über die Struktur und Aktivität des menschlichen Gehirns und dessen Variationen zu erhalten, braucht

---

58 Vgl. vgl. Heinrichs 2012b.

59 Vgl. Abschnitt 3.3 (»Gehirn- und Imaging-Datenbanken«).

man daher Daten von sehr unterschiedlichen Proband*innen. Die Vielfalt von Proband*innen stellt allerdings aus teilweise einfach zu übersehenden Gründen eine erhebliche Herausforderung in der Forschung dar.

Forschung mit bildgebenden Verfahren ist oft an die akademische Forschungslandschaft mit ihrer spezifischen Rekrutierungspraxis gebunden. Diese Forschungslandschaft ist einerseits durch erhebliche internationale Ungleichheit geprägt, d. h. es gibt in einigen Regionen ein extrem dichtes Netz von Forschungsinstituten mit MRT-Scannern, in anderen Regionen gibt es kaum welche. Sie ist aber auch durch eine relativ homogene Bevölkerung geprägt, und das sogar weltweit: Das akademische Publikum ist überwiegend jung und meist gebildet (oder auf dem Weg dahin). Die Rekrutierung von Proband*innen spiegelt beide Effekte wider: Imaging-Studien rekrutieren deutlich überproportional junge gebildete Personen, und aufgrund der internationalen Ressourcenverteilung sind Imaging-Studien in wohlhabenden Industrieländern deutlich häufiger als in wirtschaftlich schlechter gestellten Regionen.

Dieser Effekt wurde in einem Artikel von Henrich et al.[60] quantitativ genauer erfasst: Demnach stammten 68 % der Proband*innen in den Verhaltenswissenschaften aus den Vereinigten Staaten und 96 % der Proband*innen aus westlichen Industrieländern, was bedeutet, dass 96 % der psychologischen Proband*innen aus Ländern stammen, die zusammen nur 12 % der Weltbevölkerung ausmachen. Auch die Verteilung innerhalb der westlichen Industrieländer ist extrem ungleich: In der Zeitschrift *Journal of Personality and Social Psychology*, der führenden Zeitschrift für Sozialpsychologie, bestanden laut Henrich et al. 67 % der amerikanischen Stichproben (und 80 % der Stichproben aus anderen Ländern) ausschließlich aus Psychologie-Absolvent*innen. Das bedeutet, dass beliebige amerikanische Studierende mehr als 4.000 Mal wahrscheinlicher Testperson in einer Studie werden als eine zufällig ausgewählte Person jenseits der westlichen Industrieländer. Obwohl diese Zahlen sich auf das Ganze der Verhaltenswissenschaften und nicht nur auf Imaging-Studien beziehen, dürfte der Effekt dort mindestens ebenso groß sein. Aufgrund der Kosten für MRT-Geräte könnte die Verzerrung zugunsten der westlichen Industrieländer sogar noch ausgeprägter sein.

---

60 Vgl. Henrich / Heine / Norenzayan 2010.

Imaging-basierte Neurowissenschaft läuft demnach die Gefahr eines inhärenten Bias, der sich nicht aus Exklusionsentscheidungen von einzelnen Forschenden, sondern aus den Strukturen der Forschung ergibt. Neben den strukturellen Bedingungen gibt es Entscheidungen auf Seiten von Forschenden und Institutionen, die der Minderberücksichtigung von nicht typisch akademischen Gruppen Vorschub leisten. Darunter fällt insbesondere die konkrete Rekrutierungspraxis: Der Ort, an dem eine Studie ausgeschrieben und beworben wird, entscheidet mit darüber, welche Proband*innen man bekommt. Die einfachste Lösung, nämlich Flyer in der Universitätsmensa oder die Mailingliste der Forschungseinrichtung selektiert ebenso effektiv, als würde man explizite Exklusionskriterien für Personen im Rentenalter oder mit nicht akademischem Bildungsgrad formulieren.

Der Effekt dieses Bias ist zunächst ein wissenschaftlicher: Man generalisiert Aussagen, die tatsächlich nur auf einen kleinen Teil der Bevölkerung zutreffen. Henrich et al. legen einige Belege dafür vor, dass gerade die von den Verhaltenswissenschaften am häufigsten herangezogene Gruppe oft einen kognitiven Ausnahmefall bildet. Beispiele aus der Moralpsychologie, der Entscheidungspsychologie, aber auch aus der Wahrnehmungspsychologie zeigen, dass westliche Proband*innen und amerikanische College-Studierende erst recht ein Verhalten zeigen, das für die Weltbevölkerung insgesamt untypisch ist. Dieser Effekt ist moralisch relevant: Bestimmte Bevölkerungsgruppen werden nicht berücksichtigt, wenn vermeintlich allgemeine Aussagen über Struktur und Aktivität des menschlichen Gehirns entstehen. Drei unterschiedliche Gerechtigkeitserwägungen sprechen dafür, diese Minderberücksichtigung zu beseitigen.

Zum ersten müssen wir annehmen, dass es eine wertvolle Aktivität ist, sich an der Wissenschaft zu beteiligen. Dafür sprechen allein schon das große Interesse an der Wissenschaft, die umfangreiche laienwissenschaftliche Gemeinschaft und die tatsächliche Beteiligung zahlloser Proband*innen. Wissenschaft ist nicht nur eine für wertvoll erachtete und gesellschaftlich hoch anerkannte Tätigkeit, sondern oft auch öffentlich gefördert. Einzelne Gruppen von der Teilnahme an dieser Tätigkeit auszuschließen, ist damit nicht vereinbar.

Zweitens resultiert Forschung oft in handfesten Vorteilen wie neuen Medikamenten, Operationsmethoden etc. Die Forschungsergebnisse, die diese Vorteile generieren, hängen direkt von den beteiligten Proband*innen ab. Deshalb werden Personengruppen, die nicht am Forschungsprozess beteiligt sind, diese Vorteile auch oft nicht nutzen können. Dieser Effekt ist aus der medizinischen Forschung wohlbekannt, die über lange Phasen ausschließlich an Männern vorgenommen wurde, und deshalb oft Therapeutika hervorgebracht hat, die für Frauen ungeeignet waren.[61]

Nicht zuletzt resultiert Forschung aber in der Formulierung von Normalvorstellungen und Standards. Dies ist insbesondere für die Kognitionswissenschaften einschlägig, die normales Verhalten und normale kognitive Prozesse zu ermitteln versuchen. Die Standards, die in den Kognitionswissenschaften formuliert werden, greifen in wissenschaftsexterne Handlungsfelder durch, weil sie zur Grundlage der Messung und Bewertung kognitiver Leistung und emotiver Zustände werden. Solche Messungen und Bewertungen spielen in allen Bereichen von Erziehung, Fortbildung, Eignungsprüfung, aber auch in der diagnostischen Praxis der Psychiatrie und Psychotherapie eine erhebliche Rolle. Übergeneralisierungen und die daraus resultierenden Verzerrungen können hier dazu führen, dass Personen mit erheblichen persönlichen und sozialen Folgen an einem Standard scheitern, der schlicht falsch angesetzt ist.

3.2 Datenschutz und Privatsphäre

Als datenintensive Verfahren unterliegt die Gehirnbildgebung den moralischen und rechtlichen Normen des Datenschutzes und des Schutzes der Privatsphäre. Gerade die moralischen Schutznormen

[61] In der ethischen Debatte über bildgebende Verfahren spielen Aspekte der Verteilungsgerechtigkeit – anders als beispielsweise im Fall der personalisierten Medizin – nur eine untergeordnete Rolle. Zwar sind neben der Abwägung des Nutzens für individuelle Patienten oder für Forschungsprojekte auch die Opportunitätskosten in Betracht zu ziehen. Allerdings ist diese Abwägung nur näherungsweise zu leisten. So ist der konkrete Nutzen eines bildgebenden Verfahrens abhängig von der jeweiligen Forschungs- oder Diagnoseaufgabe. Strukturelle Bildgebung mittels MRT hat beispielsweise einen unterschiedlichen komparativen Nutzen in der Diagnose von Individuen mit einem hohen Risiko für Psychosen (vgl. Borgwardt / Schmidt 2016) und in der Diagnose von Hirntraumata (vgl. Irimia / Van Horn 2015). Zudem sind zahlreiche bildgebende Verfahren eben nicht auf neurologische und psychiatrische Anwendungsbereiche begrenzt. So wird MRT beispielsweise auch in der Erforschung von Pflanzenwurzelwerken eingesetzt und in der Klinik für andere Organbildgebungen. Bildgebende Verfahren sind als wichtige Werkzeuge über die diversen Bereiche der Medizin und der Forschung hinweg anerkannt.

entspringen dem Schutz der individuellen Autonomie und der Schadensabwehr. Ob darüber hinaus ein unabhängiger moralischer Grund für den Schutz der Privatsphäre geltend gemacht werden kann, ist in der philosophischen Debatte noch umstritten. Als sicher kann aber gelten, dass Personen in ihrer Selbstbestimmung beschnitten werden, wenn ihre Kontrolle über die sie betreffenden Informationen erodiert, und dass aus der Weitergabe von Informationen über eine Person Schäden für diese entstehen können.

Bislang treten reale Probleme des Schutzes privater Daten überwiegend in klinischen und Forschungskontexten auf. Das wichtigste Problem in diesem Kontext dürfte der Schutz von medizinisch relevanten Daten sein. Wie bereits oben ausgeführt können auch Forschungsdaten aus Imaging-Verfahren Zufallsbefunde generieren und sind deshalb ebenso schutzbedürftig wie andere medizinische Daten.[62] Daten aus Neuroimaging-Verfahren können in derselben Weise missbraucht werden, wie es mit anderen medizinischen Daten möglich ist. Dabei ist insbesondere an einen Gebrauch zum Schaden der Datensubjekte (von gezielter Werbung über die Veröffentlichung stigmatisierender Informationen bis hin zur Erpressung) oder lediglich zum eigenen Nutzen zu denken, wie er in der Anpassung von Versicherungsverträgen geschehen kann. Es gibt bereits seit langem umfangreiche Missbrauchsoptionen für medizinische Daten,[63] und mit der Option der Verknüpfung unterschiedlichster Datenquellen dürften kontinuierlich neue hinzukommen.

Dass Daten aus Imaging-Verfahren in den allermeisten Fällen genauso schutzbedürftig sind wie andere medizinische Daten, bedeutet auch, dass sie nicht schutzbedürftiger sind. Der Umstand, dass es sich dabei um Aufnahmen des Gehirns und nicht etwa des Herzens, der Leber oder der Knochen handelt, macht diese Daten zunächst nicht sensibler und nicht schutzbedürftiger. Es kann allerdings eine Ausnahme davon geben, dass Neuroimaging-Daten gleichermaßen schutzbedürftig sind wie andere medizinische Daten. Diese Ausnahme besteht dann, wenn sie nicht nur Auskunft über Anatomie und Funktion des Organs geben, sondern auch auf konkrete mentale Inhalte schließen lassen. In diesen wenigen Fällen, die bislang – und wohl bis auf Weiteres – ausschließlich in der Forschung zum sogenannten *Mindreading* auftreten, kann es sein, dass zusätzlicher

---

62 Vgl. Heinrichs 2012b.

63 Einen interessanten Überblick liefert schon früh Scott 2000.

Schutzbedarf besteht, um die Privatsphäre der Person zu wahren (vgl. unten: Neuere Herausforderungen der Privatsphäre).

Bereits jetzt enthalten Daten aus der neurowissenschaftlichen Forschung jenseits der medizinisch relevanten Informationen auch solche über moralische, religiöse oder politische Überzeugungen, Lebensstil oder ähnliche persönliche Belange. Gemeint sind die behavioralen Daten, die in zahllosen Experimenten der kognitiven und sozialen Neurowissenschaften erhoben werden. Gemeinsam mit den Daten, die in der Vorbereitung auf ein Experiment erhoben werden, um zu prüfen, ob eine Person die Inklusionskriterien erfüllt, kann sich ein relativ umfangreiches Profil eines*einer Proband*in ergeben. Solche behavioralen Daten können es zudem erleichtern, anonymisierte Datensätze zu deanonymisieren.

3.3 Gehirn- und *Imaging*-Datenbanken

Neurowissenschaftliche Forschung ist auf die Verfügbarkeit großer Datenmengen angewiesen. Dieser Bedarf bestand bereits, bevor moderne Techniken des Maschinenlernens es ermöglichten, schnell Muster in immensen Datenmengen zu identifizieren. Gerade Forschung, die auf bildgebenden Verfahren beruht, brauchte immer schon möglichst große Zahlen von Proband*innen und Aufnahmen, um belastbare Ergebnisse zu generieren. Ein wichtiges Mittel, um diesen Datenbedarf zu decken, sind geteilte Depositorien sowohl von Geweben, d. h. sogenannte Gehirnsammlungen oder Gewebebanken, als insbesondere auch von Daten, d. h. Datenbanken. Die ethischen Herausforderungen von Gewebebanken sind weder spezifisch für die Neurowissenschaften noch besonders einschlägig für den Bereich der Bildgebung.[64] Datenbanken hingegen sind in diesem Forschungsfeld sehr verbreitet und prägen es mitsamt seinen ethischen Herausforderungen mit.

Während es sich bei Datenbanken um wertvolle Forschungswerkzeuge handelt, sind zwei ethische Herausforderungen auffällig. Zum einen verschärfen Datenbanken dieser Art die Herausforderungen von Privatsphäre und Datenschutz,[65] zum anderen bauen sie eine

---

64 Vgl. etwa Spranger 2015.

65 Vgl. Racine / Illes 2007.

neue Hürde bei der informierten Einwilligung auf.[66] Diese beiden Herausforderungen gehen eng miteinander einher, sind vielleicht sogar zwei Seiten derselben Medaille, nämlich der Herausforderung, die Selbstbestimmung von Forschungsteilnehmenden auch dann zu wahren, wenn ihr Beitrag in großer räumlicher und zeitlicher Distanz wiederholt verfügbar wird. Die traditionelle Konstellation der Forschungsteilnahme, in der Proband*innen durch institutionelle Regeln wie die der informierten Einwilligung und eventuell der Begutachtung des Projekts durch eine Ethikkommission geschützt werden, ist weitgehend darauf ausgelegt, die Zahl der involvierten Personen und Institutionen relativ gering zu halten. Normalerweise sind nur die Proband*innen und die Mitglieder einer Institution involviert.

Nicht jedoch, sobald Gewebebanken oder eben Bildgebungsdatenbanken ins Spiel kommen. Sie ermöglichen es, dass zahlreiche Institutionen und deren Mitglieder von der Beteiligung ein und derselben Testperson profitieren, aber für diese eben auch ein Risiko, mindestens ein informationelles Risiko generieren, wie etwa Risiken staatlicher Überwachung, Diskriminierung oder simplen Missbrauchs.[67] Zugleich verlieren Forschungsteilnehmende aufgrund der institutionellen, räumlichen und zeitlichen Distanz potenziell die Kontrolle über ihre Forschungsbeiträge, insbesondere darüber, wozu diese eingesetzt werden.

Gegenwärtige Verfahren, um mit diesen Herausforderungen umzugehen, greifen sowohl an den entstehenden Daten selbst als auch an den Verfahren der involvierten Institutionen an. Datenseitig sind zunächst Anonymisierungsverfahren, Metadaten, die über den ethischen Schutzstatus (Reichweite der Einwilligung, Votum einer Ethikkommission etc.) Auskunft geben, oder eben kontinuierliche Datenkontrolle vorgeschlagen worden. Institutionsseitig stehen insbesondere Maßnahmen zur Vereinheitlichung und Transparenz der *Governance* von Datenbanken zur Diskussion.[68]

---

[66] Vgl. Abschnitt 2.2.1 (»Breite und Blanko-Einwilligung«).

[67] Die Verwendung von Datenbanken in der biomedizinischen Forschung wird im Detail im Report des Nuffield Council on Bioethics von 2015: *The collection, linking and use of data in biomedical research and health care: ethical issues* dargelegt. Vgl. auch Mittelstadt / Floridi (Hg.) 2016.

[68] Vgl. Chen / Pang 2015.

4. Ethische Aspekte der Neurobildgebung in der klinischen Anwendung: Frühdiagnose / Vorsorgeuntersuchungen

Neben den bereits oben (2) diskutierten, bereichsübergreifenden ethischen Herausforderungen an den Einsatz von *Imaging*-Verfahren wirft die Verwendung in der klinischen Diagnose und Prädiktion besonders Fragen des Nutzens und Schadens von Frühdiagnosen auf. Insbesondere die Frage nach deren klinischen Nutzen und der Abwägung mit deren Effekt auf die Lebensqualität zukünftiger Patienten verlangt nach ethischer Analyse.

Imaging-Forschung resultiert in der Ausweitung unserer diagnostischen Fähigkeiten, und zwar nicht nur insofern sie die Bandbreite von Erkrankungszuständen ausweitet, die diagnostiziert werden können, sondern auch insofern sie den Zeitpunkt vorziehen, zu dem sie diagnostiziert werden können. Das bedeutet, dass Imaging zuweilen Frühdiagnosen noch vor dem Eintritt von Symptomen ermöglichen kann.[69]

Es dürfte unstrittig sein, dass die Möglichkeit von Frühdiagnosen erhebliche positive Folgen haben kann. Allerdings hängen die tatsächlichen Folgen davon ab, wie genau man die Diagnosepraxis gestaltet und welche präventiven und therapeutischen Optionen der Diagnose gegenüberstehen. Offenkundige und direkte positive Folgen der Frühdiagnose für Patient*innen stellen sich dann ein, wenn aufgrund der Diagnose Maßnahmen ergriffen werden können, die die herannahenden Symptome verhindern, verschieben oder lindern. Weniger offenkundig, aber ebenso direkte positive Folgen ergeben sich durch die Möglichkeit, die von Symptomen betroffene Lebensphase zu planen und vorzubereiten. Wer früh für barrierefreie Umgebungen sorgen, eine Patientenverfügung aufsetzen oder Pflegeoptionen organisieren kann, zieht daraus einen Vorteil. Indirekte positive Folgen ergeben sich aus den erweiterten Forschungsmöglichkeiten, die mit Frühdiagnosen einhergehen. Mit einer gewissen Wahrscheinlichkeit resultieren diese in der Entwicklung präventiver, therapeutischer oder pflegerischer Maßnahmen und eventuell in unterstützenden institutionellen Einrichtungen und Strukturen.

---

[69] Ein Beispiel für Bemühungen, möglichst frühe Diagnosen zu entwickeln vgl. den Abschnitt 3.2 (»Neurodegenerative Erkrankungen«) des ersten Teils (Medizinische Aspekte) des vorliegenden Sachstandsberichts.

Gehen mit der Möglichkeit, bestimmte Erkrankungen früh zu diagnostizieren, nur ein Teil oder keine der genannten positiven Folgen einher, dann wird die Entscheidung, diese Diagnoseoption auszuschöpfen, moralisch problematisch. Die indirekten Folgen, die aus weiterer Forschungstätigkeit resultieren, dürften nur selten wegfallen. Zwar kann es vorkommen, dass bestimmte Erkrankungen nur wenig Forschungsaufmerksamkeit erhalten, weil sie aufgrund ihrer Seltenheit keinen Marktwert versprechen. Auch in diesen Fällen wird aber normalerweise öffentlich finanzierte oder wohltätige Forschung in diesem Bereich stattfinden. Dies senkt zwar die Wahrscheinlichkeit, dass indirekte positive Folgen realisiert werden, allerdings sinkt diese Wahrscheinlichkeit nicht auf null. Die direkten Folgen aus der Planung und Vorbereitung von krankheitsbelasteten späteren Lebensphasen dürften ebenfalls relativ stabil sein. Auch diese können mit der jeweiligen Krankheit variieren, insofern solche Vorbereitungen unterschiedliche Symptome in unterschiedlichem Maße erträglicher machen können. Am wenigsten sicher sind die positiven Folgen aus präventiven und diagnostischen Maßnahmen. Für einige Diagnoseoptionen stehen schlicht keine therapeutischen Angebote zur Verfügung. In diesen Fällen müssen lebensplanerische Maßnahmen und indirekte positive Folgen etwaige Belastungen, die mit einer Diagnose einhergehen, aufwiegen, um Letztere zu rechtfertigen.

Dass Frühdiagnosen mit Belastungen für deren Empfänger einhergehen können, dürfte genauso unumstritten sein wie, dass sie positive Folgen haben können.[70] Nicht umsonst ist bei der genetischen Frühdiagnose schwerer Erkrankungen (u. a. Chorea Huntington) ein Beratungs- und Betreuungsangebot eingerichtet worden, um solche Belastungen aufzufangen.[71] Dasselbe gilt für Frühdiagnosen, die mit *Imaging*-Verfahren möglich werden. Frühdiagnosen dürften in den meisten Fällen eine Lebensphase, die anderenfalls unbeschwert gewesen wäre, mit zusätzlichen Sorgen um die eigene Zukunft belasten.

Eine etwas paradoxe Belastung resultiert daraus, dass durch die Diagnosemöglichkeit zuweilen Erwartungen an die diagnostischen Optionen erst geweckt werden. Manche Patient*innen sind überrascht, wenn es einerseits so mächtige diagnostische Optionen gibt,

---

[70] Zur Notwendigkeit, Nutzen und Belastungen aus Frühdiagnosen zu berücksichtigen vgl. Post et al. 1997.
[71] Vgl. DeGrazia 1991.

dass eine Erkrankung Jahre zuvor vorhergesagt werden kann, aber andererseits keine therapeutische Option vorliegt, die irgendetwas an dieser Erkrankung zu ändern vermag. Dadurch, dass sie von der diagnostischen Option erfahren, kann die Erwartung an die entsprechende therapeutische Technik entstehen. Denselben Effekt kann der schiere Umstand haben, dass eine solche Technologie an ihnen eingesetzt wird. Warum, so kann man fragen, sollte jemand eine so aufwendige und teure Technik einsetzen, wenn hinterher alles, was getan werden kann, Beobachten und Beraten ist.[72]

Neben diesen psychischen Belastungen können aus Frühdiagnosen auch materielle Belastungen resultieren. Dies ist einerseits der Fall, wenn Versicherungsleistungen für die Kranken- und Pflegeversicherung gesucht werden, es ist andererseits der Fall, wenn konkrete Investitionen in das Lebensumfeld getätigt werden, die anderenfalls durch die solidarische Fürsorge bei Eintritt von Symptomen abgedeckt würden.

5. Neue Herausforderungen der Privatsphäre: *Decoding* und *Consumer Neurotechnologies*

Bildgebende Verfahren können unter bestimmten Umständen nicht nur Aufklärung über anatomische und physiologische Zustände und Prozesse des Gehirns liefern, sondern auch Rückschlüsse auf Verhalten und gegebenenfalls auf mentale Prozesse erlauben. Diese Möglichkeit erfordert es, aufzuklären, ob die Verwendung von *Imaging* zur Decodierung von mentalen Inhalten (5.1) oder die Anwendung in Haushaltselektronik (5.2) besondere Erfordernisse des Schutzes von Personen oder ihrer Daten jenseits dessen aufwirft, was für Medizin und die oben bereits diskutierte Forschungsverwendung gilt.

5.1 *Decoding* und *Mindreading*

Die Sorge darum, *Imaging*-Verfahren würde neue Bedrohungen der Privatsphäre aufwerfen, fand ihren Höhepunkt kurze Zeit, nachdem

[72] Vgl. Abschnitt 2.1.2.1 (»Klinischer Nutzen und die diagnostisch-therapeutische Fehleinschätzung«).

Decoding-Verfahren (s. u.) in den Neurowissenschaften Verbreitung fanden[73] und die Forschung zur Lügendetektion experimentelle Fortschritte machte.[74] Nicht nur zahlreiche Neuroethiker*innen, sondern auch Stimmen aus den Rechtswissenschaften meldeten sich mit Bedenken gegen die Zulassung solcher Verfahren zu Wort.[75] Diese Bedenken wurden in der Debatte teilweise mit dem Hinweis auf die tatsächlichen Anwendungsmöglichkeiten der neuen und zu erwartenden Techniken zerstreut.

Weder *Decoding* noch Lügendetektion sind ohne die Kooperation einer Testperson möglich, beide Techniken sind auf die Laborumgebung angewiesen und bislang nicht in Alltagskontexte transferierbar.[76] Diese realistischere Einschätzung der Gefahren hat sich in der Literatur weitgehend durchgesetzt.[77] Dennoch gibt es nach wie vor einige Beispiele kritischerer Reaktionen auf die Entwicklung von *Imaging*-Verfahren, bis hin zu Forderungen nach gesetzlichen Regelungen und neuen Menschenrechten.[78] Darin werden unter anderem Szenarien der Massenüberwachung und staatlichen Gedankenlesens entworfen. Sie beruhen auf Spekulationen über zukünftige *Imaging*-Verfahren, die ohne Beteiligung und Wissen des Subjekts, auf Entfernung und mit großer informationeller Bandbreite geschehen. Allerdings werden moralische und rechtliche Normen normalerweise konzipiert, um vor wahrscheinlichen oder realen Gefahren zu schützen, nicht aber vor sehr unwahrscheinlichen. Deshalb sollten solche wissenschaftsfernen Szenarien bestenfalls als Gedankenexperimente behandelt werden, die das moralisch Schützenswerte an der Privatheit zu identifizieren erlauben. Für den Entwurf von rechtlichen oder moralischen Regelungen sind sie weniger geeignet.[79] Die realistischeren Warnungen in diesem Kontext, die teilweise von denselben Autoren ausgesprochen werden, betreffen die Verbreitung von Neurotechnologien, insbesondere von EEGs auf dem Verbrauchermarkt (s. u.).[80]

---

73 Vgl. Haxby et al. 2001.
74 Vgl. Kozel et al. 2005.
75 Vgl. Canli / Amin 2002; Canli et al. 2007; Farah / Wolpe 2004; The Committee on Science and Law 2005; Wolpe / Foster & Langleben 2005.
76 Vgl. Gazzaniga 2006; Levy 2007.
77 Vgl. Farah et al. 2009; Roskies 2015.
78 Vgl. Ienca / Andorno 2017.
79 Vgl. Shen 2013.
80 Vgl. Ienca / Haselager / Emanuel 2018.

Der Begriff ›*Mindreading*‹, oder ›Gedankenlesen‹, wird nach wie vor in zahlreichen wissenschaftlichen Artikeln und Publikumsmedien verwendet, um eine bestimmte Forschungsrichtung zu bezeichnen. Im Kern handelt es sich dabei um sogenannte multivariante Musteranalysen (MVPA), mithilfe derer komplexe Zusammenhänge zwischen experimentellen Stimuli und Aktivitätsmustern des Gehirns erfasst werden. Auf der Basis dieser Zusammenhänge ist es möglich, von Stimuli auf Aktivitätsmuster und von Aktivitätsmustern auf Stimuli zu schließen.[81]

Verallgemeinernd gesprochen läuft ein *Mindreading*-Experiment folgendermaßen ab: Eine Menge von Stimuli (Filme, Töne, Bilder, Texte etc.) werden mit sogenannten Labels versehen. Beispielsweise kann ein Bild Labels wie ›Hund‹, ›Wiese‹, ›Rennen‹, ›Regen‹ etc. enthalten. Diese Stimuli werden dann im fMRT einer Testperson gezeigt und ihre Gehirnaktivität während der Präsentation aufgenommen. Die Paare aus Stimulus mit Label und Gehirnaktivität machen die Datengrundlage des Experiments aus. Diese Datengrundlage teilt man in zwei Gruppen ein: die sogenannten Trainingsdaten und die Testdaten. Mit den Trainingsdaten wird für jede einzelne Testperson ein sogenannter Decoder trainiert, d. h. ein Programm, das über Techniken des Maschinenlernens in die Lage versetzt wird, innerhalb der Trainingsdaten jedem Einzelstimulus mit Label eine Gehirnaktivität zuzuordnen und umgekehrt. Nach dem Training wird dieser Decoder auf die zweite Gruppe von Daten der jeweiligen Testperson, die sogenannten Testdaten, angewendet und überprüft, ob er auch dort gelabelte Stimuli und Gehirnaktivitäten korrekt zuordnen kann, obwohl er diesen Datensatz nie zuvor gesehen hat.

Die Erfolgsrate hängt von den jeweiligen Experimenten, den speziellen Stimuli und ihrer Komplexität, der Zahl der verwendeten Labels, der Größe des Trainingssets und zahlreichen weiteren Faktoren ab. Es sind dabei bereits sehr hohe Akkuratheitswerte erzielt worden. Einige Autoren, die in diesem Feld forschen, sehen in dieser Technik eine Gefahr des unberechtigten Ausspionierens von Gedanken:

> »Advances in recording and decoding of neural activity may allow future researchers to read the human mind and reveal detailed percepts, thoughts, intentions, preferences, and emotions. BCIs for patients with

---

[81] Vgl. Rathkopf / Heinrichs / Heinrichs 2022.

> paralysis will benefit from new methods to decode higher-order plans and abstract thoughts. However, they may also open the door for brain spying: the reading of thoughts without a subject's consent.«[82]

Die Autoren konstatieren allerdings, dass sie nicht die gegenwärtige Technik, sondern eine mögliche Weiterentwicklung derselben als moralische Bedrohung dieser Art ansehen. Das Szenario, das dafür entwickelt werden muss, beinhaltet insbesondere eine drastisch verkleinerte und somit tragbare Technik, die sich dennoch der Kontrolle desjenigen entzieht, dessen Gehirn von dieser Technik gemessen wird.

Der Grund dafür, zusätzlichen Schutz für Informationen aus *Mindreading*-Verfahren und Lügendetektion zu fordern, liegt in der Natur der jeweiligen Informationen begründet. Zwei Varianten sind dabei besonders zu bedenken: Zum einen können moderne *Decoding*-Verfahren die Inhalte von Wahrnehmungen, teilweise von aktueller Sprachverarbeitung und unter Umständen sogar von weniger Stimulus-nahen Informationsverarbeitungen im Gehirn identifizieren. Zum anderen können in *Imaging*-Verfahren Einstellungen identifiziert werden, die der Person selbst nur teilweise bewusst sind. Darunter fällt beispielsweise Voreingenommenheit gegen ethnische Gruppen oder Geschlechter.

Beide Gruppen von Informationen sind geeignet, zusätzliche Formen des Missbrauchs anzuregen. So wird unter anderem darüber spekuliert, ob auf dieser Basis Sicherheitsüberprüfungen vorgenommen werden können[83] oder ob damit Vorhersagen über kriminelle Rückfälle verbessert und damit möglicherweise Haftentlassungsentscheidungen beeinflusst werden können.[84] All diesen Fällen ist gemeinsam, dass eine Information über die betroffene Person gegen deren Interesse verwendet werden kann, die nur verfügbar ist, weil die Person einer Form von Neuroimaging unterzogen wurde. Deshalb wird ein besonderer Schutzbedarf für solche Fälle diskutiert.

Wenn man aber einen zusätzlichen Schutzbedarf postuliert, so muss man zugleich zeigen, dass der gegenwärtige Schutz, in diesem Fall die institutionellen und rechtlichen Regelungen zur Erzeugung und Verwendung von Neuroimaging-Daten, nicht ausreicht. In dieser Hinsicht gilt es drei Konstellationen zu unterscheiden:

---

[82] Roelfsema / Denys / Klink 2018: 600.

[83] Vgl. Canli et al. 2007.

[84] Vgl. Nadelhoffer et al. 2012.

1) Die Person hat dem Einsatz des *Imaging*-Verfahrens voll informiert zugestimmt. Dies sollte eigentlich die Standardkonstellation sein, in der eine Person innerhalb der gegenwärtig geltenden Vorschriften an einem *Imaging*-Verfahren teilgenommen hat. Sie wusste vorher, welche Art von Informationen erhoben werden. Es kann lediglich sein, dass sie den Inhalt dieser Informationen nicht kannte. So kann eine Person beispielsweise davon überrascht sein, dass sie gegenüber Personen anderer Hautfarbe unbewusst voreingenommen ist. In dieser Konstellation hat eine Testperson entsprechend geltenden Rechts und der institutionellen Regelungen aller relevanten Einrichtungen zusätzlich das Recht, ihre Daten vom Experiment zurückzuziehen. Zusätzlichen Schutzbedarf scheint es hier nicht zu geben.

2) Die Person hat dem Einsatz des *Imaging*-Verfahrens zugestimmt, war aber nicht informiert, dass die fragliche Information erhoben wird. Beispielsweise können Teilnehmer*innen über den Zweck eines Experiments getäuscht werden. So ließe sich die Reaktion auf Gesichter unterschiedlicher Hautfarbe als Gesichtserkennungsexperiment tarnen. Zudem können einige Informationen, u. a. über Persönlichkeitsmerkmale auch aus sogenannten *Resting-State*-Scans, also Scans ohne Präsentation eines Stimulus gewonnen werden.[85] In diesen Konstellationen scheint es erforderlich zu sein, dass die Person, die an einer Studie mit *Imaging*-Verfahren teilnimmt, über die erhobenen Informationen informiert wird und daraufhin deren Verwendung unterbinden kann. Genau solche Vorkehrungen sind bereits Standard. So schreiben die nationalen Gesellschaften für Psychologie in ihren Richtlinien vor, dass Täuschung sobald als möglich aufzuklären ist, und Testpersonen, die an solchen Studien teilnehmen, über die Verwendung ihrer Daten verfügen können.

3) Die Person hat dem Einsatz des *Imaging*-Verfahrens nicht zugestimmt. Diese Konstellation wird normalerweise allein schon deshalb ausgeschlossen sein, weil Neuroimaging auf die Kooperation der Testperson angewiesen ist und jeder Zwang zur Teilnahme moralisch und strafrechtlich untersagt ist. Die einzige Variante, an die hier gedacht werden kann, ist die des staatlichen Zwangs in juristischen Verfahren. Diese Variante treibt auch einen erheblichen Teil der angloamerikanischen Debatte um: Die Sorge vor einem Staat, der Personen ins Neuroimaging zwingt und so gerichtlich verwertbare Informatio-

---

85 Vgl. Nostro et al. 2018.

nen erlangt.[86] Diese Sorge richtet sich auf Möglichkeiten zur Lügendetektion wie zur Identifikation mentaler Inhalte gleichermaßen. Jede andere Partei als der jeweilige Staat ist bereits durch andere rechtliche Regelungen (Körperverletzung, Freiheitsberaubung etc.) gehindert, sich Informationen aus *Neuroimaging*-Verfahren gegen den Willen einer Person zu verschaffen. Der zusätzliche Schutzbedarf, wenn denn einer besteht, richtet sich allein gegen staatliche Akteure.

In genau dieser Konstellation ist es auch denkbar, dass politische Entwicklungen die technischen Einschränkungen von *Imaging*-Verfahren ausgleichen. Es sind durchaus Gesetzesvorhaben möglich, die den Einsatz von *Imaging*-Verfahren für Vertragsverhandlungen, in der Strafverfolgung oder als gerichtliches Entlastungsmaterial zulassen oder gar erfordern. Damit würden einige Einschränkungen der Technik durch anderweitige Zwangsmaßnahmen oder soziale Erwartungen kompensiert. Man braucht keine Technik, die Personen auf Entfernung scannen kann, wenn man in der Lage ist, sie dazu zu zwingen, sich in einen fMRT-Scanner zu begeben.[87]

Gemäß dem deutschen Recht ist die Verwendung von technischen Maßnahmen wie Lügendetektoren oder Neuroimaging in Strafprozessen nur dann mit der Menschenwürde vereinbar, wenn sie freiwillig geschieht. Anderenfalls wird die Person, auf die das Verfahren angewandt wird, zu einem Objekt degradiert. Damit ist die Gefahr von unfreiwilligem Neuroimaging in diesem Rechtssystem ausgeschlossen.[88] Freiwilliges Imaging in solchen Kontexten ist derzeit aus anderen Gründen, nämlich wegen der mangelnden Eignung der Verfahren als einschlägige und zuverlässige Informationsquelle, ebenfalls nicht zulässig.[89] Das kann sich allerdings mit dem Stand der Technik ändern. Die verbleibende *moralische* Gefahr besteht darin, dass mit der regelmäßigen Inanspruchnahme zur eigenen Entlastung eine Erwartungshaltung entsteht. Personen, die aus welchen Gründen auch immer nicht auf ein solches Verfahren zurückgreifen, könnten damit unter verschärften Verdacht geraten.

---

[86] Vgl. Farahany 2012.

[87] Vgl. Lever 2012.

[88] Vgl. die Abschnitte 5.2.1 (»Einsatz als Beweismittel«), 5.2.2 (»Einsatz zur Prävention von Straftaten«) und 5.2.3 (»Zur Feststellung der Schuldfähigkeit«) des zweiten Teils (Rechtliche Aspekte) des vorliegenden Sachstandsberichts.

[89] Vgl. Spranger 2009.

5.2 Consumer Neurotechnologies

Bildgebende Verfahren, die für *Decoding*-Zwecke geeignet sind, spielen voraussichtlich keine Rolle in realistischen Szenarien des unfreiwilligen Gebrauchs oder des Missbrauchs, sogenannte Consumer Neurotechnologies hingegen sehr wohl. Neurotechnologien auf dem Markt der Konsument*innen umfassen sowohl stimulierende[90] als auch bildgebende Verfahren. Von letzteren ist in erster Linie das EEG für Endverbraucher*innen erhältlich.[91] Bildgebende Systeme für Endverbraucher*innen werden für unterschiedlichste Zwecke vertrieben, die von gesundheitsbezogenen Anwendungen über Spiele bis zum Biofeedback-Training reichen.

Die ethische Herausforderung, die sich mit diesen Systemen verbindet, besteht in erster Linie darin, die Schutzstandards, die in professionellen Kontexten von Medizin und Forschung aus guten Gründen entwickelt worden sind, auf Produkte für Verbraucher*innen zu übertragen. Dies gilt sowohl für die schlichte Risikovorsorge als auch für den Schutz der mit diesen Geräten erhobenen Daten. Die Risikovorsorge kann durch entsprechende Sicherheitsprüfungen und -zertifizierungen für Produkte für Verbraucher*innen umgesetzt werden. Allerdings sind die Anforderungen an Produkte für Verbraucher*innen und Medizinprodukte stark unterschiedlich. Der Datenschutz von Informationen aus Neurotechnologien für Verbraucher*innen wird insbesondere dadurch erschwert, dass weder die Prozesskette der Datenauswertung noch die Identität aller daran beteiligten Institutionen transparent ist. Das bedeutet, dass Verbraucher*innen hinsichtlich der Informationen aus diesen Produkten sehr viel stärker in ihrer informationellen Selbstbestimmung beschränkt werden, als es bei Proband*innen oder Patient*innen der Fall ist. Eine ethische Rechtfertigung für diese Einschränkung liegt nicht vor.

Beim derzeitigen Stand der Technik von Neurotechnologien für Verbraucher*innen ist die Informationsqualität über neurale Ereignisse relativ gering. Etwas höher kann allerdings die Informationsqualität über das Verhalten der jeweiligen Person sein. Die entsprechenden Systeme erfassen nicht nur EEG-Signale, sondern

---

[90] Vgl. Fox 2011; Heinrichs 2012a.

[91] Eine ausführliche Diskussion der Datenschutz-Probleme von Consumer-Neurotechnologien bieten: Ienca / Haselager / Emanuel 2018. Ein aktueller Überblick über die verfügbaren Systeme findet sich im 2019er Amendment zu demselben Artikel.

eben auch, womit diese Signale korreliert werden sollen. Das bedeutet beispielsweise, ein EEG-System zur Spielekontrolle erfasst mindestens auch, wann und wie lange Nutzer*innen welche Spiele spielen. Es ist allerdings durchaus möglich, dass bei steigendem Stand der Technik sehr viel detailliertere Informationen über neurale Ereignisse von Nutzer*innen gesammelt werden können und verbesserte Auswertungsverfahren weitreichende Schlüsse über Gesundheitszustand oder gar psychische Zustände zulassen. Unter diesen Umständen würde der Schutzbedarf der fraglichen Daten dem von Gesundheitsdaten sukzessive ähnlicher werden. Diese Möglichkeit legt es nahe, den Schutzstandard von Neurotechnologien für Verbraucher*innen dem von medizinischen Daten anzupassen.[92]

6. Zusammenfassung und Schlussfolgerung

Ethische Herausforderungen von bildgebenden Verfahren treten ganz überwiegend im professionellen Rahmen von Forschung und Klinik auf. Es handelt sich dabei in erster Linie um den Umgang mit physischen und informationellen Risiken, die mittels entsprechender physischer und institutioneller Vorkehrungen gelindert werden können und die den Beteiligten, Forschenden und ärztlichem Fachpersonal, Assistent*innen, Patient*innen und Proband*innen transparent gemacht werden können. Letzteres ist deshalb eine besonders dringliche Aufgabe, weil bildgebende Verfahren in den Neurowissenschaften und der Neuromedizin regelmäßig Anlass zu Fehldeutungen gegeben haben und es aufgrund der Komplexität und des Aufwands der Verfahren auch weiterhin tun werden. Neben den Gefahren aus der Fehldeutung der jeweiligen Verfahren, sind auch Fehldeutungen der Generalisierbarkeit der jeweiligen Ergebnisse als ethische Herausforderung zu betrachten. Diese treten zwar ebenfalls im professionellen Kontext der Forschung auf, betreffen aber aufgrund des Einflusses der Forschungsergebnisse die breitere Gesellschaft. Eine zu homogene Auswahl von Proband*innen in den Neurowissenschaften kann in verzerrten Normalitätsstandards resultieren, die breite Bevölkerungsgruppen als kognitive oder emotive Abweichler*innen auszeichnen würden.

---

92 Ein kritischer Kommentar zur Notwendigkeit von Schutzmaßnahmen bei Verbraucher-Neurotechnologien findet sich in Wexler 2019.

Jenseits der professionellen Kontexte von Forschung und Klinik sind ethische Herausforderungen bildgebender Verfahren bislang nur erahnbar. Sollten Neurotechnologien für Verbraucher*innen in ihrer Informationsqualität deutlich verbessert werden, können ähnliche Informationsrisiken aus ihnen entstehen, wie sie in professionellen Kontexten bereits bestehen. Dann würden auch entsprechende Vorkehrungen erforderlich, für die es aus dem klinischen und Forschungskontext bereits gute Vorbilder gibt. Dass bildgebende Verfahren darüber hinaus – etwa in der Form unfreiwilligen Gedankenlesens – eine moralische Herausforderung darstellen werden, ist bislang nicht absehbar.

Literaturverzeichnis

Andorno, R. (2004): The right not to know: an autonomy based approach. In: Journal of Medical Ethics 30 (5), 435–439.

Barkovich, E. J. / Barkovich, M. J. / Hess, C. (2018): Ferromagnetic sand: A possible MRI hazard. In: The Neuroradiology Journal 31 (6), 614–616.

Beauchamp, T. L. / Childress, J. F. (2013): Principles of biomedical ethics. 7th ed. Oxford / New York: Oxford University Press.

Beckett, K. R. / Moriarity, A. K. / Langer, J. M. (2015): Safe use of contrast media: What the radiologist needs to know. In: Radiographics 35 (6), 1738–1750.

Borgwardt, S. / Schmidt, A. (2016): Is neuroimaging clinically useful in subjects at high risk for psychosis? In: World psychiatry: official journal of the World Psychiatric Association (WPA) 15 (2), 178–179.

Brummett, R. E. / Talbot, J. M. / Charuhas, P. (1988): Potential hearing loss resulting from MR imaging. In: Radiology 169 (2), 539–540.

Canli, T. / Amin, Z. (2002): Neuroimaging of emotion and personality: scientific evidence and ethical considerations. In: Brain and cognition 50 (3), 414–431.

Canli, T. / Brandon, S. / Casebeer, W. / Crowley, P. J. / DuRousseau, D. / Greely, H. T. / Pascual-Leone, A. (2007): Neuroethics and national security. In: American Journal of Bioethics 7 (5), 3–13.

Caulfield, T. / Kaye, J. (2009): Broad consent in biobanking: reflections on seemingly insurmountable dilemmas. In: Medical Law International 10 (2), 85–100.

Check, E. (2005): Brain-scan ethics come under the spotlight. In: Nature 433 (7023), 185.

Chen, H. / Pang T. (2015): A call for global governance of biobanks. In: Bulletin of the World Health Organization 93 (2), 113–117.

Chenji, S. / Wilman, A. H. / Mah, D. / Seres, P. / Genge, A. / Kalra, S. (2017): Hair product artifact in magnetic resonance imaging. In: Magnetic resonance imaging 35, 1–3.

DeGrazia, D. (1991): The ethical justification for minimal paternalism in the use of the predictive test for Huntington's disease. In: The Journal of clinical ethics 2 (4), 219–240.

Farah, M. J. / Smith, M. E. / Gawuga, C. / Lindsell, D. / Foster, D. (2009): Brain imaging and brain privacy: a realistic concern? In: Journal of Cognitive Neuroscience 21 (1), 119–127.

Farah, M. J. / Wolpe. P. R. (2004): Monitoring and manipulating brain function: new neuroscience technologies and their ethical implications. In: Hastings Cent Rep 34 (3), 35–45.

Farahany, N. A. (2012): Incriminating thoughts. In: Stanford Law Review 64 (2), 351.

Fox, D. (2011): Neuroscience: Brain Buzz. In: Nature 472, 156–58.

Gazzaniga, M. S. (2006): Facts, fictions and the future of neuroethics. In: Illes, J. (ed): Neuroethics: Defining the issues in theory, practice, and policy. Oxford: Oxford University Press, 141–148.

Gibson, L. M. / Sudlow, C. L. M. / Wardlaw, J. M. (2017): Incidental findings: current ethical debates and future challenges in advanced neuroimaging. In: Illes, J. (ed): Neuroethics: anticipating the future. Oxford / New York: Oxford University Press, 54–70

Hardy, M. / Armitage, G. (2002): The child's right to consent to x-ray and imaging investigations: Issues of restraint and immobilization from a multidisciplinary perspective. In: Journal of Child Health Care 6 (2), 107–119.

Haxby, J. V. / Gobbini, M. I. / Furey, M. L. / Ishai, A. / Schouten, J. L. / Pietrini, P. (2001): Distributed and overlapping representations of faces and objects in ventral temporal cortex. In: Science 293 (5539), 2425–2430.

Heider, T. (2018): Zufallsfunde und Zufallsbefunde in der medizinischen Forschung. Baden-Baden: Nomos.

Heinemann, T. / Hoppe, C. / Listl, S. / Spickhoff, A. / Elger, C. E. (2007): Zufallsbefunde bei bildgebenden Verfahren in der Hirnforschung: Ethische Überlegungen und Lösungsvorschläge. In: Deutsches Ärzteblatt International 104 (27), A1982–A1987.

Heinrichs, B. (2006): Forschung am Menschen. Elemente einer ethischen Theorie biomedizinischer Humanexperimente. Berlin / New York: De Gruyter.

Heinrichs, B. (2011): A new challenge for research ethics: incidental findings in neuroimaging. In: Journal of Bioethical Inquiry 8 (1), 59–65.

Heinrichs, J.-H. (2012a): The promises and perils of non-invasive brain stimulation. In: International Journal of Law and Psychiatry 35 (2), 121–129.

Heinrichs, J.-H. (2012b): The sensitivity of neuroimaging data. In: Neuroethics 5 (2), 185–195.

Heinrichs, J.-H. / Lanzerath, D. (2017): Nichtmedizinische Forschung am Menschen – Probandenschutz jenseits der Medizin. In: Forschung 10 (3–4), 90–94.

Henrich, J. / Heine, S. J. / Norenzayan, A. (2010): The weirdest people in the world? In: The behavioral and brain sciences 33 (2–3), 61–135.

Hentschel, F. / Klix, W.-E. (2006): Management inzidenter Befunde in der bildgebenden Diagnostik und Forschung. In: Fortschritte der Neurologie Psychiatrie 74 (11), 651–655.

Hentschel, F. / von Kummer, R. / German Society of Neuroradiology (2009): Response of the German Society of Neuroradiology to the guideline. In: Clinical Neuroradiology 19 (2), 108–110.

Hinton, V. J. (2002): Ethics of neuroimaging in pediatric development. In: Brain and Cognition 50 (3), 455–468.

Horng, S. / Grady, C. (2003): Misunderstanding in clinical research: distinguishing therapeutic misconception, therapeutic misestimation, and therapeutic optimism. In: IRB: Ethics & Human Research 25 (1), 11–16.

Ienca, M. / Andorno, R. (2017): Towards new human rights in the age of neuroscience and neurotechnology. In: Life sciences, society and policy 13 (1), 5.

Ienca, M. / Haselager, P. / Emanuel, E. J. (2018): Brain leaks and consumer neurotechnology. In: Nature Biotechnology 36, 805–810.

Irimia, A. / van Horn, J. D. (2015): Functional neuroimaging of traumatic brain injury: advances and clinical utility. In: Neuropsychiatric disease and treatment 11, 2355–2365.

Kant, I. (1911): Grundlegung zur Metaphysik der Sitten [1785]. In: Preussische Akademie der Wissenschaften (Hg.): Gesammelte Schriften Bd. 1–22, Bd. 4. Berlin: Georg Reimer [Zitiert als GMS].

Kaye, J. / Whitley, E. A. / Lund, D. / Morrison, M. / Teare, H. / Melham, K. (2015): Dynamic consent: a patient interface for twenty-first century research networks. In: European Journal of Human Genetics 23 (2), 141–146.

Keene, M. N. / Watson, R. R. (2016): Ferromagnetic detectors for MRI safety: Toy or tool? In: Current Radiology Reports 4 (4), 20.

Kozel, F A. / Johnson, K. A. / Mu, Q. / Grenesko, E. L. / Laken, S. J. / George, M. S. (2005): Detecting deception using functional magnetic resonance imaging. In: Biological psychiatry 58 (8), 605–613.

Laurie, G. (2004): Genetic databases: assessing the benefits and the impact on human and patient rights – a WHO report. In: European Journal of Health Law 11 (1), 87–92.

Laurie, G. (2014): Recognizing the right not to know: conceptual, professional, and legal implications. In: Journal of Law, Medicine and Ethics 42 (1), 53–63.

The Committee on Science and Law (2005): Are your thoughts your own?: »Neuroprivacy« and the legal implications of brain imaging. In: The Record of the Association of the Bar of the City of New York 60 (2), 407–437.

Lever, A. (2012): Neuroscience v. privacy? A democratic perspective. In: Richmond, S. / Rees, G. / Edwards, S. J. L. (eds): I know what you're thinking. Brain imaging and mental privacy. Oxford: Oxford University Press, 205–221.

Levy, N. (2007): Neuroethics: Challenges for the 21st century. Cambridge / New York: Cambridge University Press.

Lidz, C. W. / Appelbaum, P. S. (2002): The therapeutic misconception: problems and solutions. In: Medical Care 40 (9), 55–63.

Matthews, P. M. (2015): Clinical applications of fMRI. In: Uludag, K. / Ugurbil K. / Berliner, L. (eds): fMRI: From nuclear spins to brain functions. Boston: Springer US, 611–632.

McCabe, D. P. / Castel, A. D. (2008): Seeing is believing: the effect of brain images on judgments of scientific reasoning. In: Cognition 107 (1), 343–352.

Mikkelsen, R. B. / Gjerris, M. / Waldemar, G. / Sandøe, P. (2019): Broad consent for biobanks is best – provided it is also deep. In: BMC Medical Ethics 20 (1), 71.

Miller, F. G. / Brody, H. (2003): A critique of clinical equipoise. Therapeutic misconception in the ethics of clinical trials. In: The Hastings Center Report 33 (3), 19–28.

Mittelstadt, B. D. / Floridi, L. (Hg.) (2016): The ethics of biomedical big data. Law, Governance and Technology Series. Cham: Springer International.

Morris, Z. / Whiteley, W. N. / Longstreth, W. T. / Weber, F. / Lee, Y.-C. / Tsushima, Y. / Alphs, H. / Ladd, S. C. / Warlow, C. / Wardlaw, J. M. / Salman, R. A.-S. (2009): Incidental findings on brain magnetic resonance imaging: Systematic review and meta-analysis. In: BMJ 339.

Munson, S. / Eshel, N. / Ernst, M. (2006): Ethics of PET research in children. In: Charron, M. (Hg.): Pediatric PET imaging. New York: Springer New York, 72–91.

Nadelhoffer, T. / Bibas, S. / Grafton, S. / Kiehl, K. A. / Mansfield, A. / Sinnott-Armstrong, W. / Gazzaniga, M. (2012): Neuroprediction, violence, and the law: Setting the stage. In: Neuroethics 5 (1), 67–99.

Nostro, A. D. / Muller, V. I. / Varikuti, D. P. / Plaschke, R. N. / Hoffstaedter, F. / Langner, R. / Patil, K. R. / Eickhoff, S. B. (2018): Predicting personality from network-based resting-state functional connectivity. In: Brain structure & function 223 (6), 2699–2719.

Nuffield Council on Bioethics (2015): Children and clinical research: ethical issue. London: Nuffield Council on Bioethics.

Orringer, D. A. / Vago, D. R. / Golby, A. J. (2012): Clinical applications and future directions of functional MRI. In: Seminars in Neurology 32 (4), 466–475.

Ost, D. E. (1984): The ›right‹ not to know. In: The Journal of medicine and philosophy 9 (3), 301–312.

Otjen, J. P. / Mallon, K. / Brown, J. C. (2015): Acupressure magnets: a possible MRI hazard. In: Journal of magnetic resonance imaging 41 (3), 858–860.

Parker, L. S. / Majeske, R. A. (1995): Incidental findings: patients' knowledge, rights, and preferences. In: The Journal of clinical ethics 6 (2), 176–179.

Post, S. G. / Whitehouse, P. J. / Binstock, R. H. / Bird, T. D. / Eckert, S. K. / Farrer, L. A. / Fleck, L. M. / Gaines, A. D. / Juengst, E. T. / Karlinsky, H. / Miles, S. / Murray, T. H. / Quaid, K. A. / Relkin, N. R. / Roses, A. D. / George-Hyslop, P. H. / Sachs, G. A. / Steinbock, B. / Truschke, E. F. / Zinn, A. B. (1997): The clinical introduction of genetic testing for Alzheimer disease. An ethical perspective. In: Journal of the American Medical Association 277 (10), 832–836.

Racine, E. / Judy I. (2007): Emerging ethical challenges in advanced neuroimaging research: Review, recommendations and research agenda. In: Journal of empirical research on human research ethics: An Iinternational journal 2 (2), 1–10.
Rathkopf, C. / Heinrichs, J. H. / Heinrichs, B. (2022): Can we read minds by imaging brains? In: Philosophical Psychology: 1–26.
Rauschenberg, J. / Nagel, A. M. / Ladd, S. C. / Theysohn, J. M. / Ladd, M. E. / Moller, H. E. / Trampel, R. / Turner, R. / Pohmann, R. / Scheffler, K. / Brechmann, A. / Stadler, J. / Felder, J. / Shah, N. J. / Semmler, W. (2014): Multicenter study of subjective acceptance during magnetic resonance imaging at 7 and 9.4 T. In: Investigative radiology 49 (5), 249–259.
Richardson, H. S. (2008): Incidental findings and ancillary-Care obligations. In: The Journal of law, medicine & ethics 36 (2), 256–270.
Roelfsema, P. R. / Denys, D. / Klink, P. C. (2018): Mind reading and writing: The future of neurotechnology. In: Trends in Cognitive Sciences 22 (7), 598–610.
Roskies, A. L. (2015): Mind reading, lie detection, and privacy. In: Clausen, J. / Levy, N. (eds): Handbook of Neuroethics. Dordrecht: Springer Netherlands, 679–695.
Rossi, S. / Hallett, M. / Rossini, P. M. / Pascual-Leone, A. / Safety of T. M. S. Consensus Group. (2009): Safety, ethical considerations, and application guidelines for the use of transcranial magnetic stimulation in clinical practice and research. In: Clinical Neurophysiology 120 (12), 2008–2039.
Salvaterra, E. / Lecchi, L. / Giovanelli, S. / Butti, B. / Bardella, M. T. / Bertazzi, P. A. / Bosari, S. / Coggi, G. / Coviello, D. A. / Lalatta, F. / Moggio, M. / Nosotti, M. / Zanella, A. / Rebulla, P. (2008): Banking together. A unified model of informed consent for biobanking. In: EMBO reports 9 (4), 307–313.
Sammet, S. (2016): Magnetic resonance safety. In: Abdominal Radiology 41 (3), 444–451.
Schaefer, G. O. / Savulescu, J. (2018): The right to know: a revised standard for reporting incidental findings. In: Hastings Center Report 48 (2), 22–32.
Schleim, S. (2011): Die Neurogesellschaft – Wie die Hirnforschung Recht und Moral herausfordert. Hannover: Heise Zeitschriften.
Schleim, S. / Spranger, T. M. / Urbach, H. / Walter, H. (2007): Zufallsfunde in der bildgebenden Hirnforschung. In: Nervenheilkunde 26 (11), 1041–1045.
Scott, C. (2000): Is too much privacy bad for your health? An introduction to the law, ethics, and HIPAA rule on medical privacy. In: Georgia State University Law Review 17 (2), 481–530.
Shen, F. X. (2013): Neuroscience, mental privacy, and the law. In: Harvard Journal of Law & Public Policy 36 (2), 653–713.
Spranger, T. M. (2009): Legal implications in connection with the generation and usage of Neuro-Scientific Findings. In: Journal of International Biotechnology Law 6 (6): 228–234.
Spranger, T. M. (2015): Biobanken. In: Sturma, D. / Heinrichs, B. (Hg.): Handbuch Bioethik. Stuttgart / Weimar: J.B. Metzler, 214–217.
Stahl, D. / Tomlinson, T. (2017): Is there a right not to know? In: Nature Reviews Clinical Oncology 14, 259.

Tsai, L. L. / Grant, A. K. / Mortele, K. J. / Kung, J. W. / Smith, M. P. (2015): A practical guide to MR imaging safety: what radiologists need to know. In: RadioGraphics 35 (6), 1722–1737.

Ulmer, S. (2017): Ethische Fragen in der Neuroradiologie. In: Erbguth, F. / Jox, R. J. (Hg.): Angewandte Ethik in der Neuromedizin. Berlin / Heidelberg: Springer, 129–138.

Van den Bosch, G. E. / White, T. / Tibboel, D. / van Dijk, M. (2013): Functional MRI pain studies in children? Yes, we (s)can! In: Pediatric Radiology 43 (9), 1235–1236.

Vernooij, M. W. / Ikram, M. A. / Tanghe, H. L. / Vincent, A. J. P. E. / Hofman, A. / Krestin, G. P. / Niessen, W. J. / Breteler, M. M. B. / van der Lugt, A. (2007): Incidental findings on brain MRI in the general population. In: New England Journal of Medicine 357 (18), 1821–1828.

Wexler, A. (2019): Separating neuroethics from neurohype. In: Nature Biotechnology 37 (9), 988–990.

Wolf, S. M. (2011): Incidental findings in neuroscience research: a fundamental challenge to the structure of bioethics and health law. In: Illes, J. / Barbara, J. S. (Hg.): Oxford Handbook of Neuroethics. Oxford / New York: Oxford University Press, 623–634.

Wolpe, P. R. / Foster, K. R. / Langleben, D. D. (2005): Emerging neurotechnologies for lie detection: promises and perils. In: American Journal for Bioethics 5, 39–49.

Woolley, J. P. (2016): How data are transforming the landscape of biomedical ethics: The need for ELSI metadata on consent. In: Mittelstadt, B. D. / Floridi, L. (Hg.): The ethics of biomedical big data. Cham: Springer International Publishing, 171–197.

World Medical Association (2013): World medical association declaration of Helsinki: ethical principles for medical research involving human subjects. In: Journal of the American Medical Association 310 (20): 2191–2194.

Kontaktinformationen

Svenja Caspers, Univ.-Prof. Dr. med. Dr. rer. pol., Direktorin des Instituts für Anatomie I, Medizinische Fakultät und Universitätsklinikum Düsseldorf, Heinrich-Heine-Universität Düsseldorf, Anschrift: Universitätsstr. 1, 40225 Düsseldorf. URL https://www.uniklinik-duesseldorf.de/patienten-besucher/klinikeninstitutezentren/institut-fuer-anatomie-i Arbeitsgruppenleiterin der Arbeitsgruppe ›Konnektivität‹ am Institut für Neurowissenschaften und Medizin (INM-1), Forschungszentrum Jülich, 52425 Jülich. URL https://www.fz-juelich.de/profile/caspers_s

Jan-Hendrik Heinrichs, PD Dr. phil., wiss. Mitarbeiter am Institut für Ehtik in den Neurowissenschaften (INM-8) im Forschungszentrum Jülich (FZJ). Anschrift: Institut für Ehtik in den Neurowissenschaften (INM-8), Forschungszentrum Jülich, 52425 Jülich. URL https://www.fz-juelich.de/profile/heinrichs_j

Dirk Lanzerath, Prof. Dr. phil., Geschäftsführer des Deutschen Referenzzentrums für Ethik in den Biowissenschaften (DRZE), Universität Bonn, Apl. Professor am Institut für Philosophie der Universität Bonn sowie Honorarprofessor für Ethik und Wissenschaftsethik an der Hochschule Bonn-Rhein-Sieg. Anschrift: Bonner Talweg 57, 53113 Bonn. URL http://www.drze.de

Alfons Schnitzler, Univ.-Prof. Dr. med., Direktor des Instituts für Klinische Neurowissenschaften und Medizinische Psychologie, Medizinische Fakultät, Heinrich-Heine-Universität Düsseldorf sowie des Zentrums für Bewegungsstörungen und Neuromodulation, Klinik für Neurologie, Universitätsklinikum Düsseldorf. Anschrift: Moorenstr. 5, 40225 Düsseldorf. URL https://www.uniklinik-duesseldorf.de/patienten-besucher/klinikeninstitutezentren/institut-fuer-klinische-neurowissenschaften-und-medizinische-psychologie

Frederike Seitz, Dr. iur. Frederike Seitz, M.A., Geschäftsführerin der Ethikkommission bei der Universität Regensburg. Anschrift: Dienstgebäude »Altes Finanzamt« Landshuter Straße 4, 93053 Regensburg. URL https://www.uni-regensburg.de/ethikkommission/geschaefts stelle/index.html

Dieter Sturma, Prof. Dr. phil., Senior Professor, Universität Bonn. Anschrift: Bonner Talweg 57, 53113 Bonn. URL http://www.dieter-s turma.de